Das Inzesttabu in der Psychotherapie

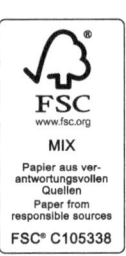

1. Auflage 2019

© 2019 Karin Engelkamp, Herausgeberin
www.textengel.ch

Herstellung und Verlag:
BoD – Books on Demand, Norderstedt

ISBN: 9783746095288

4. Internationaler Kongress

Für Echte Psychotherapie, Psycholyse und Alternative Psychiatrie

21.– 23. Juni 2019

Avanti

Internationale Ärztegesellschaft für Echte Psychotherapie und Alternative Psychiatrie
in Zusammenarbeit mit dem World Wide Magic Movement
Avanti, Grossmatt 296, CH-4574 Lüsslingen
www.aerztegesellschaft-avanti.org
www.world-wide-magic-movement.org

Eine Veranstaltung der
Therapeutisch-tantrisch-spirituellen Universität
iin Nennigkofen-Lüsslingen, Schweiz
für Therapeuten, Patienten, Experten, Betroffene und alle Interessierten
www.kongress-echte-psychotherapie.org

Von der Angst, sich selbst zu sein.
Von Trennung, Schuld und Scham zwischen den Menschen und dem Leben,
das daraus kommt.
Von einer Psychotherapie, die sich der Aufgabe stellt,
Liebe und Einssein in die Welt zu bringen.

Das Inzesttabu und Beziehung

Keine Beziehungsangelegenheit kann durch Verbote, Gebote und Tabus geregelt werden; jeder diesbezügliche Versuch wird lediglich zur Beendigung des Bezogenseins führen. Es braucht – und dies unter anderem auch um die Frage des Inzesttabus – eine lebendige und wahrhaftige Auseinandersetzung von Du zu Du. Ohne dass die Menschheit sich dieser Tatsache stellt und die Dreiecksproblematik, die sie beinhaltet, löst, wird es unter den Menschen und insbesondere zwischen Männern und Frauen keinen Frieden geben.

Das Inzesttabu in der Therapie

Daraus folgt unmittelbar, dass auch im therapeutischen Prozess der therapeutische Auftrag erst geglückt sein kann, wenn es gelungen ist, die therapeutische Beziehung aus ihrem Muster und aus allen Mustern überhaupt herauszuführen in ein lebendiges, einmaliges, authentisches und erwachsenes Bezogensein von Du zu Du, das niemanden etwas angeht als die beiden selbstverantwortlichen Betroffenen und in das niemand einen Keil wird treiben können, sofern es wirklich und wahrhaftig in die Liebe – das Ziel jeder Therapie – hineinerlöst wurde.

Inhaltsverzeichnis

Begrüssung[1] – von Kasia Weidenbach

Seid ganz herzlich willkommen zum vierten Internationalen Kongress für Echte Psychotherapie, Psycholyse und alternative Psychiatrie, diesmal unter dem Titel «Das Inzesttabu in der Psychotherapie».

Ein anspruchsvolles und sehr herausforderndes Thema haben wir dieses Mal gewählt, das jedoch sehr wichtig ist, bildet doch das Inzesttabu die Basis unserer Konditionierung, unserer Unfreiheit und damit der ganzen menschlichen Misere in dieser Welt. Wir sind also diesmal nach einer Reihe anderer, wichtiger Tabuthemen beim Kernthema angekommen, dem tiefsten Tabu der Menschheit. Viel Ärger haben wir bekommen deswegen, weil wir es wagen, uns damit zu beschäftigen. Wenn man ein Tabu berührt, wird man selbst zum Tabu! Das haben wir zu spüren bekommen und zum Titel eines Buches gemacht, das unsere Auseinandersetzungen diesbezüglich mit den Ärztegesellschaften und der Presse dokumentiert. «Wir sind Tabu – vom Umgang damit, nicht verstanden zu werden»[2] heisst es und ist gerade zum Kongress erschienen.

Wir haben wieder ein vielfältiges Programm für dieses Wochenende zusammengestellt: Vorträge, die das Inzesttabu und den Zusammenhang mit Echter Psychotherapie von verschiedenen Seiten beleuchten; ein neuer Film ist entstanden, der heute Abend zum ersten Mal öffentlich gezeigt wird; wir haben heute Nachmittag eine Live-Supervision, in der Fallbeispiele aus der Therapiestube ganz konkret besprochen werden; es wird auch einen Selbsterfahrungsworkshop geben, wobei wir über das ganze Wochenende hinweg Anregungen zur persönlichen Selbsterkenntnis einfliessen lassen werden, denn das Inzesttabu versteht man nicht in der Theorie, sondern in sich selbst und in Beziehung mit anderen. Wir wollen auch zeigen, dass die Menschheit sich schon immer mit diesem Thema befasst hat. Die Schöpfungsmythen vieler Völker erzählen von Inzest und es gibt zahlreiche Literatur über das Inzesttabu oder dessen Auswirkungen. Eine Geschichtenerzählerin wird uns einige, ausgewählte Geschichten erzählen, die für sich stehen, einfach um die Stimmung davon spürbar zu machen. Wir wollten auch gerne wieder einen Gast einladen zum Kongress, doch es hat sich niemand gefunden, der oder die diesen Platz einnehmen will. Wir konnten jedoch im Vorfeld ein sehr spannendes Gespräch von Danièle Widmer Nicolet mit Sabine Lichtenfels, der Mitbegründerin der Gemeinschaft Tamera in Portugal, organisieren, das aufgezeichnet wurde und am Sonntag gezeigt wird. Besondere musikalische Genüsse warten auch wieder auf uns; zum einen wie immer aus dem Kreis der Kirschblütengemeinschaft, zum anderen haben wir eine besondere Sängerin, Malia, gewinnen können, am Samstagabend ein Konzert zu geben.

Missverständnisse sind nicht zu vermeiden, wenn man sich mit Tabuthemen befasst. Um dem trotzdem vorzubeugen, möchte ich eines klarstellen: Unter dem Inzesttabu verstehen wir eine Blockade der Wahrnehmung zwischen Menschen, die es aufzulösen gilt, wenn man frei und wirklich in Beziehung sein will. Dies hat nichts mit Inzest oder Missbrauch zu tun. Im Gegenteil sehen wir Missbrauch als Symptom und Folge der Tabuisierung in Beziehung und Sexualität. Es ist wohl diesmal stimmig, die Beiträge vor allem aus unserem Kreis zu gestalten, denn wenige beschäftigen sich

---

[1] Die Schreibweise in diesem Buch folgt der schweizerischen Schreibweise ohne ß, Originalzitate wurden indes wie ursprünglich belassen.
[2] „Wir sind tabu – Vom Umgang damit, nicht verstanden zu werden", BoD, 2019

6

wirklich bewusst und tiefgreifend mit dem Inzesttabu, an dem wir seit Jahren im Leben und in der therapeutischen Arbeit forschen und mit dem wir ringen.

Das Inzesttabu ist schwer zu fassen, schwer zu verstehen. Ihr werdet vielleicht zwischendurch verwirrt, irritiert oder konfrontiert sein. Ich möchte euch dazu einladen, mit all dem, was in euch ausgelöst wird, ganz aufmerksam und liebevoll zu sein, euch dabei zu spüren und zu beobachten. Doch das Inzesttabu berührt nicht nur jeden persönlich. Es hat Auswirkungen auf die ganze Gesellschaft, die ganze Welt, Fragen wie:

Warum sind die Menschen so unglücklich in ihren Beziehungen?

Warum gibt es so viel Streit, Krieg und Umweltzerstörung?

Warum sind manche Menschen reich, während andere verhungern?

Und – warum sind Familienfeste meistens so furchtbar anstrengend?

Auch solche Fragen haben einen Zusammenhang mit dem Inzesttabu.

Was mich wieder sehr berührt, sind die vielen Menschen, die seit Wochen und Monaten und besonders in diesen Tagen hart und zum Teil Tag und Nacht ohne Lohn dafür arbeiten, das dieser Kongress zustande kommt und zu einem schönen Erlebnis für uns alle wird. Wie jeder und jede seinen Platz einnimmt und sein Bestes gibt. Und zu sehen, wie Menschen aus der ganzen Welt kommen, um hier dabei zu sein. Es ist faszinierend zu beobachten, wie aus dem Schaffen vieler Einzelner ein grosses, gemeinsames Werk entsteht. Und ich frage mich, was uns alle dazu bewegt. Welche Absicht, welche Verbindung, welches Schicksal bringt uns zusammen?

Ich hoffe, wir können eine Stimmung zusammen schaffen, die inspirierend ist, die uns das Sein mit solchen Fragen, tiefe Einsichten und ein freudiges und kraftvolles Zusammensein ermöglicht.

Vorträge

Das Inzesttabu – Eine Kurzbeschreibung des Phänomens und der wichtigsten Begriffe – von Rahel Nicolet

Tanz in mir

Was lässt dieses ewige Herumtanzen der Energie
in mir entstehen?
Ich bin hier,
ganz angekommen im Moment,
zufrieden,
da.

Dann sehe ich dich,
du siehst mich
und es beginnt:
Mein Kern springt an,
streckt sich aus zu dir
und haftet an.

Eigentlich würde ich gern zu dir kommen,
mit dir nahe sein,
Austausch über das im Innern,
fallen in deinen Blick
und unser Leuchten erneuern.
Aber wir finden uns nicht im Reden,
im Blick auch nur streifend.
Das Leuchten im Innern blitzt auf
und beginnt zu tanzen,
weil es nicht direkt in dich strahlen darf.

Der Tanz geht so:
Mein Blick streift dich,
wenn du gerade im Tun verhaftet bist.
Dein Tun ist begleitet
von meiner inneren Aufmerksamkeit.
Im Aussen Coolness, Distanz.
Man kennt sich nicht.
Im Innen das Schauen,
ob du mich doch auch in dir trägst,
ein Brennen auch,
ein Fühlen der Barrieren,
ein Überprüfen,
ob du die Schlichtheit der inneren Wärme
auch fühlst zwischen uns.

Was ist es,

das diesem ewigen Herumtanzen der Energie

zwischen uns zugrunde liegt?

Inzesttabu nennen wir es.

Das Tabu, echt zu sein mit mir, mit dir,

egal, wie du im Leben stehst.

Egal, wie ich es tu'.

Das Tabu,

immer, immer wieder neu zu sein,

neu zu fühlen,

wie es ist in mir zu dir

Und dass die Energie nicht tanzen muss,

sondern landen darf bei dir.

Ich begrüsse Sie ganz herzlich zu meinem Vortrag. Der Titel verrät es: Mein Auftrag ist, Ihnen in Kürze die wichtigsten Begriffe rund um das Inzesttabu in Erinnerung zu rufen in der Hoffnung, dass eine Klärung der relevanten Begriffe gleich zu Beginn unseres Kongresses dazu beiträgt, die häufigen Missverständnisse im Zusammenhang mit dem Inzesttabu in den kommenden Tagen auszuräumen und ein intelligentes, gemeinsames Forschen zu diesem Thema zu ermöglichen. Wichtig ist zu sagen, dass die Begriffe rund um die Inzestproblematik psychologische Fachbegriffe sind. Bei ihrem Verständnis und Gebrauch ist auf jeden Fall eine gewisse Intelligenz und Bereitschaft zu verstehen, notwendig.

Das Inzesttabu bezeichnet den Umstand, dass wir es uns nicht zutrauen, mit der Beziehungswirklichkeit zwischen uns und einem anderen umgehen zu können. Anstatt in jeder Begegnung mit einem Menschen jedes Mal wieder ganz neu und unvoreingenommen zu schauen, wie wir es miteinander haben und was wir miteinander wollen, belegen wir die Beziehung mit einem Tabu. Wir haben Angst davor, nicht adäquat mit einer Begegnungssituation umgehen zu können, und vor allem mit der sexuellen Anziehung zwischen uns, die darin spürbar ist. Deshalb begegnen wir einander nicht unmittelbar, sondern aus unseren über die gesellschaftliche Norm definierten Rollen heraus. Wir stehen uns nicht einfach als zwei Menschen gegenüber, sondern als Frau von und Mann von, als Lehrerin und Schüler, als Mutter und Sohn, Vater und Tochter, Therapeut und Klient usw. Diese Rollen regeln, inwiefern zwischen uns Nähe und sexuelle Anziehung erlaubt oder vor allem nicht erlaubt sind. Anstatt auf unsere Wahrnehmung verlassen wir uns auf Konventionen, Gesetze und Tabus, die unsere Beziehung regeln.

Beim Inzesttabu geht es vor allem auch um das Tabu, überhaupt wahrzunehmen, in mich und in meine Beziehung zu dir hinein zu fühlen. Schon das Wahrnehmen ist verboten und unterdrückt in uns, das Reden, der offene Austausch und Abgleich mit dir darüber, wie ich die Beziehungswirklichkeit zwischen uns fühle, sowieso. Und dies nicht nur in inzestuösen Beziehungen im Sinne familiärer Verwandtschaft, sondern in allen Beziehungen zwischen Menschen. In Abhängigkeitsbeziehungen wie denen zwischen Lehrer und Schüler oder Therapeut und Klient, aber auch in den Beziehungen zwischen gleichwertigen Erwachsenen, zum Beispiel zwischen meinem Mann und deiner Frau. Das Inzesttabu bezeichnet also nicht in erster Linie die Unfreiheit, in Handlung zu gehen, da, wo es für beide Beteiligten als reife, erwachsene Menschen stimmig ist – das auch –, sondern es beginnt viel früher, schon beim Wahrnehmendürfen und sich Ausdrücken über sein Innerstes.

Dieses Tabu, Wirklichkeit in Beziehung wahrzunehmen, ist fest verankert in uns. Wir sind als Kultur und als Menschheit kollektiv darauf konditioniert und individuell, in jedem persönlich ist es seit unseren frühesten Kindheitserlebnissen tief verankert seit unserer ersten Erfahrung mit der Thematik im **Mutter-Vater-Kind-Urdreieck** in der Kernfamilie, in die wir als Kind als Dritter dazustossen. Dort lernen wir normalerweise, dass wir nicht zu dritt unabhängig und frei in Beziehung sein können. Stattdessen bilden wir Fraktionen, solidarisieren uns mit dem einen oder anderen und lernen nicht, unsere Aufmerksamkeit frei fliessen zu lassen. Später kennen wir dann gar keine andere Möglichkeit mehr. Unsere Wahrnehmung ist nicht frei, unser Blick auf alle Situationen, in denen es um Bezogensein, Nähe und Anziehung gehen könnte, ist vom Inzesttabu geprägt. Die Folge sind Entfremdung und der Verlust von Nähe zu uns selbst und zu anderen. Wir finden uns in engen, langweiligen Leben wieder. Oder die lebendige Urkraft in uns, die wir nicht ihren natürlichen Impulsen folgen lassen, aber doch nie ganz abtöten können, bricht in unschöner Weise als Perversion, Süchte, Gewalt, Krieg, Missbrauch usw. aus uns hervor. In beiden Fällen geben wir das Inzesttabu von Generation zu Generation immer weiter.

Das sind die zwei Seiten der **Inzestproblematik**: Entweder finden Grenzüberschreitungen, unstimmige, missbräuchliche Handlungen satt, weil die Lebendigkeit in uns durch das Tabu nicht ganz unterdrückt werden kann und sich dann auf ungesunde, unstimmige Weise einen Ausdruck verschafft. Hier kennen wir den **vollzogenen familiären Inzest**, also die sexuelle Vereinigung zwischen nahen Blutsverwandten wie Vater und Tochter, Mutter und Sohn, Geschwistern oder Grosseltern und Enkel usw. Dieser kann als **gewaltsamer Übergriff** stattfinden. Oder er kann auf eine **liebevolle Art erschlichen** werden. Beides ist aber nicht gut. Solange einer der beiden Beteiligten nicht mündig, reif und erwachsen ist, kann eine solche Vereinigung nicht in verantworteter Weise geschehen und kann im Unmündigen später traumatische Folgen haben und ihm das Gefühl geben, nicht gesehen und missbraucht worden zu sein.

Die andere Möglichkeit ist, dass sich das Inzesttabu in Form des sogenannten **ehrbaren Inzests** äussert. Hier findet kein Übergriff statt, kein Überschreiten einer Grenze. Vielmehr wird aus Angst davor, keinen adäquaten Umgang mit Beziehungssituationen zu finden, eine unnatürliche Distanzierung und Zurückweisung geübt. Beispielsweise erzählen viele Frauen, dass sie mit Beginn der Pubertät und dem körperlichen Zur-Frau-Werden vom Vater zunehmend distanziert behandelt wurden und kein körperlicher Kontakt mehr erlaubt war. Auf einmal durften sie nicht mehr auf dem Schoss des Vaters sitzen, wurden angehalten, das Badezimmer abzuschliessen, wenn sie sich duschten, oder durften nicht mehr seine Hand halten beim Spazieren. Die ehrbaren Väter haben es sich nicht zugetraut, mit dem Heranreifen der Tochter auf liebevolle, stimmige Art umzugehen und stattdessen die Konfrontation mit dem Zur-Frau-Werden ihres Kindes durch einen innerlichen Rückzug vermieden.

Beide Symptome des Inzesttabus – der vollzogene Inzest (also der missbräuchliche Übergriff) und der ehrbare Inzest (also die ängstliche Zurückweisung) – haben im Kind schlimme Auswirkungen. Seine Grenzen werden missachtet und die natürliche, unschuldige Beziehung zu ihm wird nicht als solche gewürdigt. Oder es fühlt sich nicht wahrgenommen als das Wesen, das es ist und lernt, dass es nicht aus sich heraus unschuldig sein darf, wer es ist.

Später setzt sich das erwachsen gewordene Kind vielleicht mit seinen Erfahrungen mit dem Inzesttabu auseinander, versucht zu ergründen, wo das Gefühl der Unlebendigkeit in seinem Leben seinen Ursprung findet. Vielleicht tut es das im Rahmen einer unterstützenden Psychotherapie. Leider geschieht dort manchmal statt eines Korrektivs eine Wiederholung der kindlichen Erfahrung. Entweder wiederholt sich die Missbrauchserfahrung in einem sogenannten **therapeutischen Inzest**, also einer sexuellen Begegnung zwischen Therapeut und Klient; das kann einvernehmlich sein oder nicht, kann aber auch hier nicht verantwortet sein, solange der Klient nicht seiner Klientenrolle entwachsen und gänzlich reif und erwachsen geworden ist. Oder – was wahrscheinlich häufiger geschieht, insbesondere in der angepassten Psychotherapie, wie wir sie nennen – es **wiederholt sich die Erfahrung, die das Kind durch den ehrbaren Inzest gemacht hat**. Der Therapeut ist nicht bereit oder nicht in der Lage, seinem Klienten in einer echten Beziehung wirklich zu begegnen. Im Therapeuten selbst wirkt das Inzesttabu und er kann deshalb den Klienten nicht ganz wahrnehmen als das Wesen, das er ist. Er kann nicht wirklich da sein mit ihm in der Therapiestube, nicht mit ihm lernen, die Beziehungswirklichkeit in sich selbst und in der Beziehung zu einem anderen zu erfühlen, zu formulieren und in eine authentische, echte Beziehung zu einem Gegenüber zu treten. In der angepassten Therapie wird eine wirkliche Beziehung zwischen Klient und Therapeut von Anfang an ausgeschlossen. Der Klient wird dadurch letztlich immer in der Rolle des Klienten, des Abhängigen gehalten. Die Beziehung darf sich nicht aus dieser Rollenverteilung herausentwickeln und in ein ebenbürtiges Nebeneinanderstehen münden. Die Therapie bleibt also letztlich beschränkt und es findet keine wirkliche Heilung statt.

In der alternativen, echten Psychotherapie, wie sie die Ärztegesellschaft Avanti, die diesen Kongress hier ausrichtet, beschreibt, ist das anders. Hier lässt der Therapeut wirkliche Beziehung zu. Sein therapeutisches Angebot ist vor allem ein Beziehungsangebot. Das heisst vor allem, dass er als sich selbst – und nicht in erster Linie in der Rolle des Therapeuten – in der Therapiestube sitzt. Er nimmt wahr, lässt die Beziehungswirklichkeit zwischen sich und seinem Klienten zu und es darf mit ihm über diese gesprochen werden. Das Wesentliche dabei ist also seine innere Haltung, seine innere Tabufreiheit, das innere Bezogensein, das mit ihm möglich ist. **Das ist nicht zu verwechseln mit einer Handlung**, die im konkreten, materiellen Leben tatsächlich stattfindet. Durch eine solche Psychotherapie, die an der Wirklichkeit ausgerichtet ist, kann der Klient eine **korrektive Erfahrung** machen und neu lernen, sich selbst und in Bezug auf andere zu fühlen.

Der Echte Psychotherapeut betreibt gewissenhaft Selbsterkenntnis, er kennt sich selbst, fühlt und befreit sich selbst und die Beziehungen, die er zu anderen hat, vom Tabu, wahrzunehmen. Der Therapeut verlässt sich nicht auf Regeln ein, die die Nähe zwischen ihm und dem Klienten regeln, sondern ist offen dafür, dass sich die Wirklichkeit zeigen darf zwischen den beiden. Eben deshalb muss er präzise Selbsterkenntnis betreiben, sich gut kennen und unterscheiden können, was Übertragungen des Klienten sind, seine eigenen Wünsche und Bedürfnisse, und was die Wirklichkeit.

Im Optimalfall gelangt der Klient im Verlaufe eines solchen, wahrscheinlich jahrelangen Therapie- oder Selbsterkenntnisprozesses an den Punkt, an dem er sich bewusst geworden ist über sich selbst und die Tabus, die in ihm wirken. Er lernt, stimmige Grenzen zu erkennen und aus Einsicht einzuhalten, und nicht, weil sie uns von einer Autorität – sei es die Autorität der Tradition, des Tabus, des Gesetzes oder einer Person – vorgeschrieben werden. Und er lernt, wieder wahrzunehmen und dort, wo es keine Grenze und Zurückweisung braucht, keine aus Angst gemachten Grenzen zu ziehen.

Erst wenn sich zwei völlig mündige, erwachsene und über sich selbst bewusst gewordene Menschen begegnen, könnte ein bewusst gewählter, **verantworteter Inzest** stattfinden, der nichts Übergriffiges hätte. Es würde sich um eine Verbindung zwischen zwei Menschen handeln, die ursprünglich z. B. als Bruder und Schwester in dieses Leben gekommen sind. Und obwohl so etwas vermutlich die grosse Ausnahme ist und in der Regel nicht vorkommt, könnte es sein, dass die beiden als reife, mündige, verantwortungsvolle Menschen darauf stossen, dass die Wirklichkeit zwischen ihnen noch eine andere ist als die von Bruder und Schwester.

Vom Inzesttabu abzugrenzen ist das **Inzestverbot.** Zur Erinnerung: Das Inzesttabu meint unsere innere Schranke gegenüber der Wahrnehmung, insbesondere der Beziehungswirklichkeit zwischen uns und anderen, die auf einem moralischen Verhaltenskodex und unserer Konditionierung beruht. Das Inzesttabu ist also ein Verbot der Wahrnehmung. Unter dem **Inzestverbot** hingegen verstehen wir das gesetzlich verankerte Verbot der Handlung, das heisst von sexuellem Kontakt zwischen direkten Blutsverwandten. Das Inzestverbot ist in fast allen Gesetzgebungen der Welt verankert. In der Schweiz z. B. wird der Beischlaf zwischen Blutsverwandten in gerader Linie sowie zwischen voll- oder halbblütigen Geschwistern mit Freiheits- oder Geldstrafe gebüsst. 2010 schlug der Schweizer Bundesrat vor, den Tatbestand Inzest abzuschaffen. Die Mehrheit hatte aus moralischen Gründen jedoch gegen die Abschaffung des Inzestverbotes gestimmt, weshalb dieser Tatbestand letztes Jahr dann verworfen wurde.

Diese verschiedenen Aspekte der Inzestproblematik werden uns durch die nächsten Tage hindurch immer wieder begleiten und ich würde Sie gerne einladen, dabei nicht bei einer fachlichen Auseinandersetzung im Kopf zu bleiben, sondern die Gelegenheit zu nutzen und die Wahrnehmung zu schulen, wie es bei Ihnen ganz persönlich steht um dieses Tabu, jetzt zum Beispiel gerade: Wie fühlt es sich in Ihnen an, hier im Raum mit all diesen Menschen? Wie geht es Ihnen mit mir hier vorne? Und mit Ihrem direkten Nachbarn? Dürfen Sie die Wahrnehmung zu diesem frei fliessen lassen?

Zum Abschluss meines Kurzinputs zum Inzesttabu und den verschiedenen Begriffen, die in seinem Zusammenhang benutzt werden, noch ein paar Worte zur **menschheitsgeschichtlichen Bewusstwerdung** über die Inzestproblematik: In unserer Geschichte waren bereits verschiedene Menschen und Strömungen da – z. B. James Cook, Sigmund Freud, Wilhelm Reich oder Osho – die sich mit Tabus und speziell dem Tabu um die Wahrheit in Beziehung befasst haben. Der Begriff Inzesttabu selbst stammt aus dieser Geschichte. Das Forschen von Avanti verstehe ich als eine Fortführung davon. Eine differenziertere und tieferführendere wahrscheinlich, als sie bisher stattgefunden hat. Erst Samuel Widmer hat das Phänomen des ehrbaren Inzests neu beschrieben und wie es auch aktuell im Zusammenhang mit diesem Kongress spürbar ist: Das Inzesttabu ist noch immer tabu. Die Beschäftigung mit Tabus macht einen unweigerlich verdächtig. Das ist es ja, was ein **Tabu** ausdrückt: Man soll sich nicht damit beschäftigen – sonst wird man bestraft. Wir haben uns entschieden, es dennoch zu tun.

Tabuisierung: ein (unreifer) psychosozialer Regulationsmechanismus – von Jörg

Als Einstieg in das Thema möchte ich zwei Zitate voranstellen; das erste stammt von Joyce McDougall, einer bekannten französischen Psychoanalytikerin: „Nur eine Handvoll Künstler, Musiker, Schriftsteller und Wissenschaftler entgehen der eisigen Dusche der Normalisierung, die die Welt über sie ergiesst. Jedes Kind muss in der Tat diesen Weg einschlagen und seinen Platz in der Ordnung der Dinge einnehmen. Aber muss dies um den Preis des Verlusts jener magischen Zeiten geschehen, in denen alle Gedanken, Phantasien und Gefühle zumindest denkbar oder vorstellbar waren?"[3]

Damit sind wir bereits mitten im Thema «Tabuisierung», auch wenn ich mir nicht ganz sicher bin, ob sie wirklich zwingend ist, die «eisige Dusche der Normalisierung». Quasi als Konterpart möchte ich daher noch ein Zitat von Paul Parin, dem Zürcher Ethnopsychoanalytiker nennen: „Die Machthaber sagen: Wir schützen euch vor der Vogelseuche oder den Rauchern. Aber sie sagen nie: Wir schützen euch vor uns!" Die Frage, die Parin hier aufwirft, berührt unser Thema: Tabuisierung hat einen engen Bezug zu den Herrschaftsverhältnissen, was ich für eine wesentliche Funktion in der Gesellschaft halte.

Ich möchte einen Überblick über Tabus und das Phänomen der Tabuisierung bieten: Was bedeutet Tabuisierung? Was ist Geschichte und Ursprung des Tabus? Was ist die Funktion des Tabus? Was bedeutet Tabuisierung für eine Gesellschaft? Wer sind die Protagonisten der Tabuisierung? Am Schluss möchte ich noch Beispiele über Tabuisierung im Alltag geben.

Zunächst beginne ich mit der Ausgangslage der 68er: Wilhelm Reich hatte in seinem Buch „Die sexuelle Revolution" die These vertreten, dass der Mensch – ist er erst befreit vom Körperpanzer und hat er seine „orgastische Kapazität" wiedererlangt – den Kapitalismus quasi wie von selbst abschüttelt, da er sich dann nicht mehr in seiner Freiheit beschränken lassen würde. Es ging ihm um die Enttabuisierung der genitalen Sexualität. Der Kapitalismus galt und gilt als Synonym für die Herrschaft des Menschen über den Menschen. Die bittere Erkenntnis der Intellektuellen der 68er (z. B. Marcuse, Adorno, Reiche, Sigusch, Fromm) war aber: sexuelle Libertinage führt nicht automatisch zu Liebe und Gemeinschaft. Der Kapitalismus war und ist viel anpassungsfähiger als erwartet: Revolutionäre Rockmusik, unangepasste Kleidung etc. führten zu einem ungeahnten neuen ökonomischen Schub mit neuen Absatzmärkten und neuen Moden. Das eine Tabu der sexuellen Kontrolle fällt und an seine Stelle treten andere, die genauso relevant sind, aber davon später.

Tabuisierung: Begriffsgeschichtliches

Freud hat sich als erster 1913 in seinem Buch „Totem und Tabu" mit den psychologischen Aspekten des Tabus beschäftigt. Er schrieb: „Die Tabuverbote entbehren jeder Begründung, sie sind unbekannter Herkunft; für uns unverständlich erscheinen sie jenen selbstverständlich, die unter ihrer Herrschaft leben." Freud führte den Ursprung, sozusagen das Ur-Tabu, auf den Ödipuskomplex und den tabuisierten Vatermord in der (patriarchalischen) Urhorde in der Urzeit der Menschwerdung zurück. Diese These ist unter Anthropologen obsolet. Sie ging auf Darwins Spekulationen von einem patriarchal verstandenen, sich am «Gorilla-Modell» orientierenden Konzept der Urhorde zurück.

Der kölner Psychoanalytiker Hartmut Kraft stellt in seinem Buch «Die Lust am Tabu-Bruch» eine Gegenthese auf: Das Inzesttabu sei nicht das Urtabu, sondern es gebe einfach nur «Tabuisieren» als

---

[3] Joyce McDougall: Plädoyer für eine gewisse Anomalität; Suhrkamp; 1985, S. 461

menschliche Eigenschaft. Für Freud (wie für Reich) ging es am Tier-Mensch-Übergang letztlich beim Inzesttabu und dem Ödipuskomplex um eine unterdrückte Sexualität, also ein Herrschaftsverhältnis im Selbst. Freud benutzte diese Begrifflichkeit von «Triebe beherrschen» in Anlehnung an die Begrifflichkeit des Arbeiterführers Ferdinand Lassalle.

Definition und Funktionen des Tabus

Kraft definiert Tabuisierung folgendermassen: Der aus Polynesien stammende Begriff «Tabu» kennzeichnet überall auf der Welt eine zweischrittige, hoch affektiv aufgeladene intrapsychische wie interpersonelle Strategie der Ausgrenzung zwecks Regelung des sozialen Zusammenlebens. Wir wollen aber unser Kernthema nicht vergessen: Welche Qualität hat eine Gesellschaft, die durch Tabus geregelt wird? Jedenfalls können wir schon einmal festhalten: Eine Gesellschaft, die durch Tabus geregelt ist, kann keine aufgeklärte sein. Darauf komme ich zurück. Tabuisieren findet also nicht nur in mir statt, sondern auch zwischen den Menschen.

Wie sieht nun dieser zweischschrittige Prozess aus? Zuerst wird ein Meidungsgebot für bestimmte Verhaltensweisen aufgestellt und dann – bei Übertretung des aufgestellten Tabus – folgt Ausgrenzung durch Stigmatisierung. Über Stigmatisierung wird in der Psychologie viel geforscht, es gibt Antistigmatisierungskampagnen, aber der vorangehende Prozess der Tabuisierung ist im gesellschaftlichen Diskurs untergegangen. Folgen des Tabubruchs in traditionsgeleiteten (früher soenannten primitiven) Gesellschaften sind psychogener Tod (z. B. beim Voodoo) oder Verbannung. In modernen Gesellschaften kommt es zu Ausgrenzung, psychosomatischen Reaktionen in Folge der Stigmatisierung und Ausgrenzung bis hin zum Herzinfarkt oder Suizid. Tabuisierung ist nach Kraft ein in uns angelegter Abwehrmechanismus. Tabus können halb bewusst oder unbewusst sein. Sie dienen dem Individuum zur Ausbildung und Absicherung von Identität. Die Bedeutung der Identitätsentwicklung geht massgeblich auf Eric Ericson zurück, der in seinem Modell der Identitätsreifung das freud'sche Phasenmodell der psychosexuellen Entwicklung integriert hat. Die Identitätsproblematik wird oft unterschätzt, ist aber von grosser Bedeutung für die Stabilität des Selbst: Wenn ich weiss, wer ich bin, bin ich selbst-sicher. Identitätssicherung durch Tabuisierung bedeutet: ich bin so und niemals anders. Ich bilde eine Art «Identitätskapsel». Analog zum Individuum dienen Tabuisierungen in Gruppen einer Sicherung der Gruppenidentität, aber auch der Sicherung von Machtinteressen. In der Tiefenpsychologie unterscheidet man zwischen reifen und unreifen Abwehrmechanismen. Tabuisierung ist ein primitiver/unreifer psychosozialer Abwehrmechanismus denn:

- Tabuisierung funktioniert nach dem Alles-oder-Nichts-Prinzip nach dem Motto «Daran darf man nicht rühren, sonst bricht alles zusammen».
- Tabuisierung ist Ausdruck eines rigiden, unnachgiebigen Über-Ichs.
- Tabuisierung lässt dem Ich keinen Handlungs- oder Reflexionsraum übrig.

Zum Wesen des Tabuisierens gehört also, dass ich über den Prozess des Tabuisierens nicht nachdenken und nicht diskursieren darf.

Von besonderer Bedeutung sind unbewusste Tabus. Sie entziehen sich definitionsgemäss der bewussten Wahrnehmung. Zwar sind alle Abwehrmechanismen in der Regel unbewusst, aber bei keinem gehört das Tabu der Wahrnehmung so zum Wesen wie eben beim Tabu. Ein Beispiel ist das intrapsychische Tabu bei sexuellem Missbrauch: Traumatische Erinnerungen können ganz vergessen, d.h. ins Unbewusste verdrängt werden. Hier erzeugt das Traumaopfer selbst, zur Sicherung innerer Stabilität, ein «Wissenstabu» über ein schwer belastendes Ereignis. Kollektiv unbewusste Tabus in der Gesellschaft gibt es ebenfalls zu Hauf: Auch hier ist die Geschichte der Aufklärung des sexuellen Missbrauchs in der Gesellschaft, die bei Freud anfing und in den 80er Jahren auf Betreiben der Frauenbewegung ihren Durchbruch erlebte, ein gutes Beispiel. Auch einzelne psychische Fähigkeiten können tabu sein, selbst wenn die Fakten bekannt sind: Tabu ist Empathie mit Mädchen bei Beschneidungsriten in Ländern, in denen diese durchgeführt werden; tabu ist aber weltweit, auch bei uns, Empathie mit Jungen, die beschnitten werden.

Tabus haben immer eine soziale und eine intrapsychische Dimension. Trotzdem kann man einige Tabus benennen, die schwerpunktmässig intrapsychisch oder vor allem sozial wirken: Beispiele für intrapsychische Tabus sind Aggressionen z. B. mit Tötungsfantasien, Sexualfantasien, u.a. Inzestfantasien (der kleine Junge darf sich keinesfalls vorstellen, wie es wäre, die Mama zu heiraten ...), Suizidgedanken und Traumaerinnerungen. Beispiele für vor allem sozial verortete Tabus sind Political correctness (Sprachtabu z. B. «Nigger»), bestimmte Ethnien wie «die anderen» (Juden/Tutsi usw.), andere Religionen, heilige Orte (Altar, Klagemauer), Nahrung (Würmer, Kannibalismus), Nacktheit, Geld/Besitz, die Machtfrage und Organhandel.

Tabu und Psychotherapie

In der Gesellschaft darf man Tabus nicht in Frage stellen. Dies ist ein Problem für Psychotherapeuten: Anspruch und Praxis jeder echten Psychotherapie sind immer, Unaussprechliches zur Sprache zu bringen, „Unbewusstes bewusst zu machen" (Freud). Daher ist eine solche Psychotherapie per definitionem tabubrechend. Man spricht über Intimes mit der Therapeutin, das wollen die Angehörigen im Grunde vielleicht nicht. Problematisch bei Freud ist in diesem Zusammenhang, dass er zwar individuelle Heilung anstrebte, jedoch nur ansatzweise den gesellschaftlichen Rahmen hinterfragte.

Tabu und Mana

Mana ist ein kaum bekannter Begriff, aber im Grunde so bedeutsam wie der zugehörige Terminus «Tabu». Auch dieser stammt aus Polynesien und meint «das ausserordentlich Wirkungsvolle», «die heilige Kraft» im Zusammenhang mit dem Tabu. Dieses Mana entsteht interaktionell durch Bedeutungsaufladung in Gruppen und ist ein konzeptueller Begriff zur Beschreibung der Wirkungsweise, Macht und Ausstrahlung von Tabus. Mana wird einem Objekt selber als «magische Kraft» – positiv oder negativ – zugeschrieben bzw. hinzuimaginiert. Ein heiliger Gegenstand (z. B. das Kreuz) wird als etwas Positives konstruiert und ist so von Mana umgeben. Andererseits kann Mana durch einen «magischen Akt» übertragen werden, z. B. durch Segnungen oder Verfluchungen. „Je mehr Mana einem Objekt zugeschrieben wird, desto grösser ist seine Tabuzone", schreibt Kraft. Auch für Atheisten hat der Anblick eines Altars oft noch etwas Ehrfurchtgebietendes. Es gibt Unberührbare im indischen Kastensystem. Alles rund um das Thema Tod, Skelette ist mit einem gewissen Mana ausgestattet und lässt uns erschauern. Erinnert sei auch an das Urtabu im jüdisch-christlichen Kontext: Der Baum der Erkenntnis. Es war tabu, davon zu essen. In diesem Geschichtsmythos beginnt die Menschheitsgeschichte mit einem Tabu und dem (fast logisch daraus folgenden!) Tabubruch. Im zweiten Schritt wurden Eva und Adam ausgegrenzt und verstossen. Dies ist das früheste Tabu, das überliefert wurde.

Protagonisten der Tabuisierung

Wer sind nun die handelnden Personen im gesellschaftlichen Drama der Tabuisierung? Kraft differenziert Tabugeber, Tabuwächter, Tabunehmer und Tabubrecher.

Tabugeber sind die Konstrukteure eines Tabus. Sie schaffen ständig neue Tabus und verfolgen dabei bestimmte Interessen. Sie sind immer Antiaufklärer, sind meist selber tabu und schützen sich durch die Einnahme einer «Position des Unberührbaren». Oft inszenieren sie sich selbst als göttlich, gottgesandt oder heilig.

Der *Tabuwächter* ist der Verwalter des Tabus, er fordert ihre Einhaltung und geniesst das Vorrecht, über Tabus zu sprechen, denn er muss auf ihre Einhaltung pochen. Der Tabuwächter ist fast synonym zum Moralisten, der andere mit bösen Blicken und schnellen Werturteilen belegt. Er stigmatisiert, er prangert an. Er verfolgt, grenzt aus und will vor allem eines verhindern: dass über ein Tabu ein ethisch-philosophischer Diskurs geführt wird. Auch er ist daher ein Antiaufklärer. Ein gutes Beispiel sind hier die sogenannten «Sektenexperten», die in unserem angeblich säkularen, religionstoleranten Staat die Nachfolge der Inquisition angetreten haben. Auch der Tabuwächter verfolgt neben politisch-ideologischen auch persönliche Interessen: Er will sich selbst als moralisch «gut» über andere emporheben. Unbewusst projiziert er eigene, unterdrückte Wünsche auf andere, um sie zu bekämpfen.

Wir alle sind *Tabunehmer* und regeln dadurch Beziehungen sowohl zu uns selbst wie auch zu anderen. Wie gehe ich mit meinen Gefühlen, meinen Impulsen um? Wie trete ich mit anderen in Kontakt? Ich identifiziere mich mit dem, was ein Tabu von mir fordert. Dadurch verinnerliche ich, was tabuisiert ist. Das verinnerlichte Tabu ist meist ichsynton[4]. Ein gutes Beispiel, dass uns auch wieder an den Schöpfungsmythos erinnert, ist das Nacktheitstabu. Entsprechende Temperaturen vorausgesetzt, möchten Kinder impulsiv gerne nackt sein, aber die eisige Dusche der Normalisierung fordert: «Schäme dich und bedecke dich!» Für jeden Erwachsenen ist klar: Man will sich angezogen begegnen. Ist das so oder folgen wir einem kulturellen Tabu, das wir verinnerlicht haben? Freud sprach in diesem Zusammenhang von einem inneren Zensor, als Instanz des Über-Ichs, der unbewusstes Begehren und Impulse steuert und kontrolliert. Ein Nachteil für denjenigen, der unter Tabus steht, ist die Entwicklung einer dualistischen und damit unreifen Identität: Ich teile mich selbst und die Welt in «gut und böse» ein. Mein illusorisches Selbstbild ist: Ich bin frei von allen bösen und schwierigen Trieben. Tabunehmer können in der Masse auch zum verfolgenden Mob zu «Taburächern» werden, die sich unter der Führung von Tabuwächtern auf den Weg machen, um die Tabubrecher zu verfolgen und zu bestrafen. Die eigene Gruppe soll vom Schmutz der anderen befreit werden. Dies findet täglich in der Politik statt, im Umgang mit stigmatisierten Gruppen.

Der *Tabubrecher* schliesslich ist jemand, der sich bewusst oder unbewusst nicht an ein Tabu hält. Sie sind mit bewusster oder unbewusster Tabu-Angst konfrontiert und laden Tabu-Schuld auf sich; wenn man hier keine Entlastung findet, kann diese als Lebensschuld erdrückende Ausmasse annehmen. Insgesamt resultiert normalerweise eine Schwächung der Identität des Tabubrechers. Ein Tabubruch kann die Identität des Tabubrechers aber auch stärken. Dazu drei Beispiele: Norbert Bischhoff (1985) beschreibt den rituellen Inzest bei den Thonga, einem Bauernvolk in Mozambique. In nicht-dualistischen Naturreligionen wird der bewusste Tabubruch dazu eingesetzt, um dem Tabubrecher übermenschliche Kräfte zuzusprechen. „Durch den Beischlaf mit der eigenen Tochter wird der Flusspferdjäger zum «Mörder» und deshalb vermag er besonders grosse Taten bei der Jagd zu vollbringen."[5] Ein anderes Beispiel liefert der IS [Islamischer Staat]: Das Brechen des Tötungs- oder Sklavereitabus führt hier zu einer «magischen Aufladung» des IS-Kämpfers mit Mana. Er erhält dadurch den Nimbus des Unheimlichen und Unbesiegbaren, was bei uns Tabunehmern magisches Er-

---

[4] zur eigenen Persönlichkeit gehörend wahrgenommen
[5] nach Bischhoff, 1985, S. 580

schrecken auslösen soll. Auch das wiederholte Scheitern von Attentaten auf Adolf Hitler sollten im Zusammenhang mit dieser «magischen Aufladung mit Mana des Tabubrechers Hitler» gesehen werden. Schliesslich kann ein Tabubruch auch einen Prozess der Enttabuisierung und Neuorientierung auslösen wie z. B. im Rahmen der «sexuellen Befreiung» und der Frauenemanzipation. Ein Tabubruch kann aber auch selber tabuisiert werden. So verhängt ein Täter beim sexuellen Missbrauch ein Sprachtabu über das Opfer der Gewalt. Es ergibt sich so eine Art Doppelfigur aus Tabubruch und Tabuneuschöpfung: Der Täter bricht ein Tabu, verhängt aber als Tabugeber ein Sprachtabu über sich selbst und das Opfer.

Nach einem Tabubruch können Ausgewählte auch wieder – sofern sie Reue zeigen – in die Gesellschaft reintegriert werden. Solche «Sühnerituale» bestätigen das Tabu und die Tabuisierung. Alle Protagonisten der Inszenierung validieren so das jeweilige Tabu und die Macht der Tabuwächter. Ein Tabubruch kann ein- oder zweischrittig erfolgen: entweder einschrittig als unbeabsichtigter, unreflektierter oder auch beabsichtigter Tabubruch oder zweischrittig, wobei der Tabubrecher einen «orientierenden Tabubruch» begeht und das Tabu auf seine Rechtfertigung überprüft. Er imaginiert, reflektiert und kommuniziert darüber, was ein bestimmtes Tabu beinhaltet, was sein Inhalt und seine Rechtfertigung sein könnte. Allein das ist aber schon ein Tabubruch. Kommt bei diesem orientierenden Tabubruch heraus, dass der Inhalt des Tabus keine ethisch-inhaltliche Rechtfertigung (mehr) besitzt, sollte dies zu einem progressiven Tabubruch überleiten, der das Tabu abschafft. Dieser zweischrittige Tabubruch ist für jeden, der die Menschenrechte und die Philosophie der Aufklärung ernstnimmt, das Vorgehen der Wahl. Nicht wahllosem Tabubruch soll daher hier das Wort geredet werden, sondern der inhaltlichen Überprüfung jedweden Tabus auf seine Berechtigung. Dann aber muss an Stelle eines Tabus der aufgeklärte, verantwortete Entscheid entweder in inhaltlicher Übereinstimmung mit dem ursprünglichen Tabu oder in Ablehnung des Tabus erfolgen.

Wer Aufklärung ernstnimmt, wird Tabuzonen erkunden, einen Diskurs entfachen, sich gegen das Tabuisieren insgesamt positionieren. Und wer die Liebe ernst nimmt wird die Liebe befragen – gerade, wenn es um Tabuisierung geht.

Entstehung von Tabuisierung

Wie mögen Tabus im evolutionären Prozess entstanden sein? Die Ausgangslage ist bekannt: Die Evolution zum Homo sapiens ist durch einen quantitativen Sprung der neuronalen Komplexität und einen quantitativen Sprung des Vernetzungsgrades gekennzeichnet. Gleichzeitig fand eine weitgehende Instinktentbindung statt. Dies führte zu einer Neuorganisation der kognitiv-emotionalen Prozesse mit Herausbildung eines Ichs, das sich eine Identität zuordnet. Als neue Qualität entstand das, was in der Psychologie «Psychischer Binnenraum» (OPD II) genannt wird; ein innerer Raum mit unendlich (erscheinenden) kognitiv-imaginativen Fähigkeiten. Dieser Binnenraum ist strukturiert und segmentiert (Theweleit spricht vom «Segment-Ich»). Er ist gemäss der ersten Strukturtheorie von Freud in bewusste, vorbewusste und unbewusste Areale eingeteilt. Er beinhaltet ein Ich und ein Selbst (Ich kann mich selbst beobachten, bewerten, steuern (Selbstpsychologie).) und nach Freud sogenannte Instanzen wie «Es», «Ich» und «Über-Ich». An das Ich sind bestimmte sogenannte strukturelle Fähigkeiten gebunden wie Affekttoleranz, Impulskontrolle und Empathie. Das ganze Selbsterleben des Homo sapiens war nun in folgenden Aspekten verändert:

- Identitätsaspekt: Ich bin das, was ich mir vorstelle. Der Raum in mir ist immens gross geworden, gefühlt unendlich.

- Narzisstischer Aspekt: Ich kann alles tun, was ich mir vorstelle (oder wie Gewalttäter es ausdrücken: Ich tue es, weil ich es kann.).
- Angstaspekt: Ich ängstige mich vor meinen Möglichkeiten.
- Existenzieller Aspekt: Ich ängstige mich vor dem Sein, dass ich bewusst wahrnehme.
- Endlichkeitsaspekt: Ich ängstige mich vor dem Tod (weil ich ihn mir vorstellen kann).
- Einsamkeitsaspekt: Ich ängstige mich vor der Einsamkeit (weil ich sie mir vorstellen kann).

Wir haben eine qualitativ grössere Freiheit als alle anderen Lebewesen und sind weitgehend frei von genetischen Programmierungen. Dieser Instinktverlust führt zu instinktlosem Verhalten: Die Katze kann nur wie eine Katze jagen, wir hingegen auf immer neue Art. Dies bedeutet auf der anderen Seite, dass wir extrem abhängig von Lernprozessen sind. Die neue Art der Denk-, Vorstellungs-, Fühl- und Verhaltenssteuerung hat folgende Kennzeichen:

- Sie muss im sozialen Kontext erlernt werden.
- Sie kann nun frei erfunden werden.
- Sie ist abgekoppelt von evolutionären Notwendigkeiten.
- Sie sollte die gleiche Verhaltenssicherheit geben wie der Instinkt.

Meine These lautet: Tabuisierung ist ein wesentliches frühmenschliches psychosoziales Organisationsprinzip des Menschen, dass an Stelle des Instinkts getreten ist und direkte soziale Kontrolle ergänzt. So wie nun alles getan werden kann, kann auch alles verboten und tabuisiert werden. Tabuisierung führt zur Bildung von unzugänglichen geheimnisvollen, intrapsychischen Segmenten: Das Unbewusste entsteht wesentlich durch Tabuisierung. Mit dem weitgehenden Verlust der Instinkte korreliert die Entstehung des autonomen Ichs, das nicht nur eine Forderung der Aufklärung, sondern eine evolutionäre Notwendigkeit des Homo sapiens ist: Wir brauchen ein autonomes Ich mit Ich-Funktionen, um die äusserst differenzierten Verhaltensweisen – tradierte oder neu generierte – auszuführen. Scheinbar sind Tabus – neben Gewohnheiten und Ritualen – an die Leerstelle der Instinkte gerutscht.

Befehl, Verbot und Tabu

Es lohnt sich, noch andere, verwandte Prozesse in den Blick zu nehmen: Ein Verbot legt auch fest, was unterlassen werden soll, aber das Verbot ist sichtbar, bekannt und kann daher leicht verändert werden. Ein Befehl hingegen regelt unter Drohung, was getan werden soll. Das Tabu regelt, was gelassen werden muss, d.h. man kann Tabus nicht dazu benutzen, um jemanden dazu zu bringen, etwas zu tun, sondern dass jemand etwas *nicht* tut. Während das Verbot und der Befehl als von aussen kommend erlebt werden, ist der «Vorteil» des Tabus, dass man es als etwas empfindet, was zu einem gehört, was aus dem Inneren kommt. Befehle dominieren in autoritären Gesellschaften, Tabus in unaufgeklärten demokratischen Gesellschaften, wie der unseren. Wir mögen keine Befehle, finden schlimm, was z. B. in der Türkei geschieht, aber dass wir auch wenig frei und von Tabus beherrscht sind, ist uns nicht bewusst.

Ein Verbot kann man zwar auf äussere Verhaltensweisen anwenden, aber auf innere Prozesse angewendet verliert es seinen Sinn. Fühl-, Denk- und Wahrnehmungsverbote widersprechen der Funktionsweise des menschlichen Geistes. Die bekannte Aufforderung «Stell Dir *keinen* rosaroten Elefanten vor!» führt in die Paradoxie, dass wir uns erst den Elefanten vorstellen und dann kurzschlussmässig versuchen, dies nicht mehr zu tun. Tabus können gerade diese Lücke durch Unbewusstmachung schliessen. Das Ich soll nicht merken, was es nicht tun soll, aber sich daran halten! Tabus müssen aus dem geheimnisvollen und oft unheimlichen Verhalten der Tabuwächter/Tabugeber und

Tabunehmer *unbewusst erschlossen* werden. Tabus stellen dem Wesen nach ein gekapseltes Doppelverbot dar: Befolge das Meidungsgebot (z. B. «Sprich *das* nicht aus!»). Kommuniziere/reflektiere nicht über dieses Meidungsgebot!

Zum Beispiel kann ein Tabu bewirken, dass ich gar nicht mehr *weiss*, dass ich mir einen rosaroten Elefanten vorstellen *wollte*. Dieser Wunsch geht wie in einem Sumpf unter; übrig bleibt öde, leblose Wunschlosigkeit, Verwirrung. Dies ist ziemlich verrückt – und zum Verrücktwerden.

Tabus im Kapitalismus

Was nun bedeutet Tabuisierung in unserem aktuellen Wirtschafts- und Herrschaftssystem? Oberste Maxime ist die Schaffung neuer Absatzmärkte, denn nur so können Gewinne maximiert und die Herrschaft der wenigen über die vielen gesichert und finanziert werden. Für unseren digitalen Dienstleistungskapitalismus bedeutet dies: Schrittweise Ökonomisierung aller zwischenmenschlichen Beziehungen. Meine Thesen hierzu lauten: Alles was interaktionell zwischen Menschen stattfindet, kann und soll berechnet werden. Und alle Handlungen des Menschen am und mit dem Menschen sollen maschinell/digital ersetzt werden.

Neue Tabus helfen hier die Entfremdung des Menschen vom Menschen voranzutreiben. Als Beispiel sei die neueste Erfindung aus Holland genannt: der Schlafroboter! Man weiss aus der Schlafforschung, dass der Mensch besser schläft, wenn neben ihm jemand oder nun besser «etwas» atmet. Der Atmungsroboter kostet 500 € und ersetzt das lebendige, nicht immer freiwillig verfügbare, lebendige Wesen an unserer Seite. Was zwischen Menschen stattfinden würde, – Wärme, Zärtlichkeit, lebendige Pulsation – soll merkantil verfügbar gemacht werden. Lieber sollen wir uns in digitalen Welten aufhalten als analog «animalische Wärme», Keime und Körpersäfte auszutauschen. Hier wird deutlich, dass der Kernaffekt des Tabus der Ekel ist, was hier aber nicht weiter vertieft werden kann.

[Es folgt das Werbefoto eines plastischen Chirurgen, auf dem eine vollbusige, junge Frau dargestellt ist.] Was geht in euch vor, wenn ihr dieses Bild betrachtet? Was löst es in euch aus?

Das folgende Zitat entstammt dem Buch «Die neue Liebesunordnung» von Bruckner & Finkelkraut von 1979, zwei französischen Literaten und Essayisten, die sich sehr weitsichtig mit dem Verlust des Begehrens in der Zeit der 68er-Bewegung beschäftigt haben. Sie schreiben: „So steht der moderne Schürzenjäger [oder der Playboy], wenn er seiner Begierde folgt, ganz und gar nicht unter dem Diktat seiner Triebe. Dieser pedantische Spezialist des Begehrenswerten mustert die Passantin, betrachtet ihre Silhouette, schätzt ihren Gang ab, zerlegt ihren Körper in annehmbare und nichtakzeptable Teile, überlegt, wie leidenschaftlich sie wohl sein dürfte, wägt das Für (grosse schöne Brust) und das Wider (kleiner Mund, zu viel Make-up) gegeneinander ab, kurzum, sein Auge schickt sich an, den anderen wie eine Examensarbeit zu lesen."[6]

Statt um Begehren und Liebe geht es um den taxierenden Blick eines Händlers bei der Fleischbeschau. Und weiter: „Der zärtliche Gatte voller Empfindsamkeit und Schüchternheit, der die stabile Zweierbeziehung den flüchtigen Sexkontakten vorzieht, der hemmungslose Wüstling, (...) der romantische Träumer, (...) sie alle teilen mit dem Playboy die Manie, auszuschliessen, was nicht dazugehört, und den leidenschaftlichen Wunsch, dazuzugehören, den inquisitorischen Blick und die Besessenheit, dem Blick des anderen zu gefallen."[7]

Hier haben wir die Schlüsselbegriffe der Tabuisierung: Bewerten mit inquisitorischem Blick und dann ausschliessen, was nicht dazu gehört. „Wir alle sind Wächter und Überwachte, Inquisitoren und Op-

---

[6] Bruckner & Finkelkraut, 1979, S. 266
[7] ebd. S. 268

fer, weil wir das Heil vom Körper erwarten. Dieses Phänomen vermag die Freud`sche Erklärung [vom Trieb und vom Narzissmus] nicht mehr zu erfassen."[8] „Der Frauenheld, der Aufreisser der nicht zu Ziel kommt und abgewiesen wird, hat die verführerische Frau missverstanden: er glaubt, dass der Wunsch zu gefallen den Wunsch nach erotischer Begegnung voraussetzt. In Wirklichkeit ist in der sexualisierten Warengesellschaft alles erotische Begehren auf das narzisstische Begehren des Begehrt werden's verschoben worden."[9]

„Im Augenblick der möglichen Befreiung entdeckt der Warenkapitalismus (als wäre er ein handelndes Subjekt), dass es keine sexuelle Unterdrückung braucht, um Menschen zu beherrschen. „Du sollst gefallen – dieses Gebot hat dem Puritanismus den Garaus gemacht, doch nur um seinen Platz einzunehmen, um genau dieselbe Position zu beziehen. (...) Unser Narzissmus entspringt nicht der Faszination, sondern der Wachsamkeit, wir sind in unseren Körper nicht verliebt, wir machen uns Sorgen um sein Image, denn nach ihm bemisst sich unser Wert. (...) Und warum soll man gefallen? Weil heute die Hässlichkeit pornographisch ist, sie ist die neue Obszönität. Äusserste Unschicklichkeit: ein unschönes Äusseres zu haben. (...)"[10] „Wenn die Werbung beispielsweise den unbekleideten Körper präsentiert, wendet sie sich damit nicht nur an die Lüsternheit des Passanten, sondern attackiert zugleich dessen Körper. Zum Kauf bewegt sie ihn manchmal, zum Vergleich immer: „Sag mal, du da, was hast du bloss mit deiner Haut gemacht?" Sie führt ihm die Nacktheit als ein Paradies vor Augen, das den Hässlichen verboten ist. Du kannst deinen Körper den Blicken erst preisgeben, sagt sie dem Vorbeigehenden, wenn du ihn von seiner Hässlichkeit befreit hast."[11] „Wenn wir Hässlichen, wir armen Schlucker, die Kleider ablegen, sieht man nicht unseren Körper, sondern unsere Hässlichkeit. In den Mysterien des Konsums, in den Kirchen der Bilderindustrie spielt die Hässlichkeit die Rolle des Bösen."[12]

Hässlichkeit, abweichendes Aussehen, erfundene Krankheiten (Cellulitis), schlaffe Haut, Gewichtskodices sind das neue, verinnerlichte Tabu des modernen Menschen. Gegenüber dem früheren, heissen nenne ich dies den «kalten Narzissmus mit dem bösen Blick». Heute ist der schönheitsärztliche Eingriff der partizipatorische Akt mittels dem der/die «Gemeine» an der Macht der Schönen und Reichen teilhat. Das Tabu der Hässlichkeit trennt uns alle voneinander, treibt uns als re-inkarnierte Avatare in pseudoperfekte digitale Welten, die uns unsere Liebesunfähigkeit Stunde um Stunde vergessen lassen.

Damit sind wir auch beim Kongressthema, den Folgen des Inzesttabus, der Frage: «Dürfen wir uns lieben?» Antwort: Natürlich nicht! Zwischen uns steht immer die schamhafte Bewertung von uns selbst und die inquisitorisch-überhebliche Bewertung der anderen.

---

[8] ebd. S. 279
[9] ebd. S. 269
[10] ebd. S. 271
[11] ebd. S. 272
[12] ebd. S 271

Zusammenfassung

Tabus sind

- der Reflexion entzogen (Tabu der Selbsterkenntnis)
- (wirken) antiwissenschaftlich (Fake-news usw.)
- antihumanistisch (Taburegeln sind wichtiger als Menschenrechte)
- antiaufklärerisch (kein Diskurs möglich)
- antidemokratisch und antipartizipativ
- antiegalitär (zementieren soziale Ungleichheit)
- die «natürlichen» Feinde der Liebe

Was ist die Utopie?

Mit Auflösung von Tabus wird die Begrenzung der kreativen und destruktiven Möglichkeiten zunächst auf der Handlungsebene, nicht aber auf der imaginativen und Wahrnehmungsebene gezogen, denn alles darf gedacht, gefühlt und imaginiert werden. Es gibt keine «schmutzigen Gedanken»!

Das Verhalten des reifen, liebenden Menschen ist geprägt von

- Wissen (Ich kenne mich und die Welt.)
- Liebe (Ich folge der Liebe.)
- Angemessenheit („ch tue, was hier und jetzt nötig ist.)
- Selbstreflexion (Ich sinne noch mal darüber nach.)
- der Ethik des Lebens (Alles Lebendige verdient meinen Respekt.)
- Freiheit (Ich könnte auch ganz anders.)
- Verantwortung (Ich übernehme jederzeit die ganze Verantwortung für das, was ich tue und mir widerfährt.)

Vielen Dank!

Jörg, Facharzt für Psychosomatik & Psychotherapie, Facharzt für Allgemeinmedizin

Literaturverzeichnis zu diesem Vortrag:

H. Kraft: Die Lust am Tabu-Bruch, Vandenhoeck & Ruprecht; 1. Auflage (19. August 2015)

S. Freud: Totem und Tabu (1913), Fischer Taschenbuch; 11. Auflage (1. Juli 1991)

W. Reich: Die Sexuelle Revolution; Fischer Taschenbuch; 16. Auflage (1. 11.1985)

E. Canetti: Masse und Macht; Fischer Taschenbuch, ISBN 3-596-26544-4

N. Bischoff: Das Rätsel Ödipus. Die biologischen Wurzeln des Urkonfliktes von Intimität und Autonomie, Piper, 1985

G. Gödde, M. Buchholz: Unbewusstes; 2011; Orginalausgabe, Psychosozialverlag

P. Bruckner, A. Finkelkraut: Die neue Liebesunordnung, dt. Erstausgabe 1979, Playboyverlag

Der ehrbare Inzest, die unbekannte Verletzung – von Manfred Dreier

Disclaimer

Mit dem Begriff «ehrbarer Inzest» soll in keinster Weise Inzest als etwas Ehrbares bezeichnet werden. Ehrbarer Inzest ist das Gegenstück zum vollzogenen Inzest und wird in diesem Vortrag erklärt, definiert und in einen grösseren Zusammenhang gestellt. Vollzogener Inzest und sexueller Missbrauch sind schrecklich und Ausdruck eines verdorbenen Geistes. Mit keinem Wort und zu keiner Zeit wird oder wurde solches Verhalten von uns gutgeheissen oder als therapeutische Haltung proklamiert und schon gar nicht praktiziert. Die Verdrängung und das Wahrnehmungstabu um die Libido sind der Nährboden für das Entstehen eines verdorbenen Geistes.

Das Wichtigste in fünf Minuten

In der Psychotherapie sind Nähe und Distanz sehr wichtige Themen. Erstaunlicherweise habe ich in meiner ganzen Ausbildungszeit sehr viel über das Zuviel an Nähe, aber kein einziges Wort über ein Zuviel an Distanz erfahren. Das lässt in einem jungen Ausbildungskandidaten folgendes Bild aufkommen.

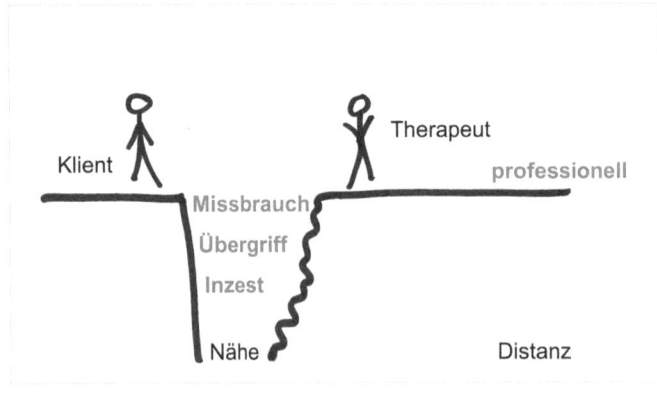

Abbildung 1

Wenn sich zwei Menschen als Klient und Therapeut gegenüberstehen, tut sich im Ausloten der stimmigen Nähe und Distanz ein Abgrund auf. Während die Nähe gefährlich ist – hier drohen Missbrauch, Übergriffe und (therapeutischer) Inzest – ist Distanz etwas Sicheres, etwas Professionelles. Nun ist dieses Bild aber nicht ganz korrekt, weil es nicht ganz vollständig ist. Auch ein Zuviel an Distanz kann verletzen oder schädlich sein. Wir sprechen hier von emotionaler Kälte, Zurückweisung einer eigentlich vorhandenen Nähe und professioneller Distanziertheit. Samuel Widmer sprach hier vom ehrbaren Inzest.

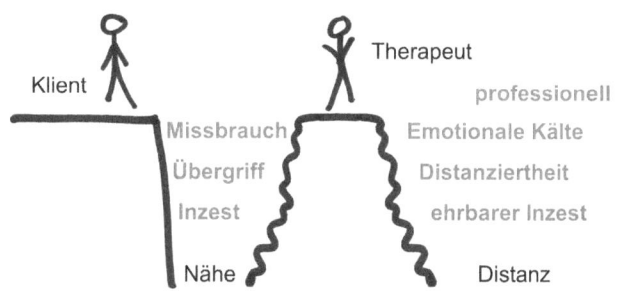

Abbildung 2

Widmer wollte dem viel beachteten Begriff des Missbrauchs und des vollzogenen (therapeutischen) Inzests ein Pendant gegenüberstellen, das klar macht, dass auch hier eine weitreichende Verletzung geschieht. Wenn das Kind in die Pubertät kommt, ist vor allem der gegengeschlechtliche Elternteil damit konfrontiert, dass in ihm/ihr sexuelle Gefühle aufkommen könnten. Dass diese Gefühle und Regungen da sind, wird nicht wahrgenommen, es ist tabu. Das ist das Inzesttabu. Weder in Gedanken noch im Fühlen noch im Sprechen darüber ist diese Liebe und Anziehung präsent. Um ehrbar zu bleiben und nicht Gefahr zu laufen, übergriffig zu werden, weisen die Eltern das Kind zurück. Der ehrbare Inzest ist die verbreitete und akzeptierte Reaktion auf die Schwierigkeit im Umgang mit dem Inzesttabu. Samuel Widmer weist als erster darauf hin, dass diese Zurückweisung ähnlich traumatisierende und tiefgreifende Konsequenzen auf die psychische Entwicklung eines Heranwachsenden hat wie ein stattgefundener Übergriff. In einer Therapie wird diese alte Verletzung wieder aktualisiert. Auch hier droht, dass der Therapeut die wahren Gefühle nicht zulassen und mit dem Klienten anschauen will oder kann und es erneut zur Zurückweisung, zur Wiederholung des ehrbaren Inzests kommt. In den hier aufgezeigten zweiten Abgrund lässt man junge Therapeutinnen und Therapeuten hineinrasseln. Uns wurde dieses Verhalten beigebracht als professionell.

Ieshia Evans, eine damals 35jährige Krankenschwester und Mutter eines fünfjährigen Sohnes. 2016 stellte sie sich bei einer Demonstration gegen weisse Polizeigewalt an Afroamerikanern einer Schar schwer gerüsteter Polizisten entgegen [Anm. d. Hrsg.: bei Eingabe des Namens „Ieshia Evans" in eine Internetsuchmaschine ist das bekannte Pressefoto anzusehen]. Ähnliche Aktionen kennen wir schon aus der Geschichte, vom Prager Frühling über Anti-Vietnamkrieg-Demonstrationen bis hin zum Tian'anmen-Platz in Peking. Was diese Aktion so eindrücklich und wirkungsvoll macht, ist, dass die Frau Beziehung zu den Polizisten aufsucht. Später sagte sie in einem Interview zu ihrer Haltung: „Ich bin menschlich. Ich bin eine Frau. Ich bin eine Mutter. Ich bin eine Krankenschwester. Ich könnte deine Krankenschwester sein. Ich könnte mich um dich kümmern."[13]

Wenn zwei Menschen sich gegenüberstehen, ist da als Basis immer eine echte Beziehung, ungeachtet der Rollen, in der sich die beiden befinden. Über dieser Ebene echter Beziehung besteht eine

---

[13] Quelle: wikipedia.org

Ebene mit den Rollen, die die beiden Menschen innehaben: der gesellschaftliche Bezugsrahmen. Und darüber liegt die Schicht der Neurosen: Autoritätskonflikte, Bewunderung, Intrigen, etc.

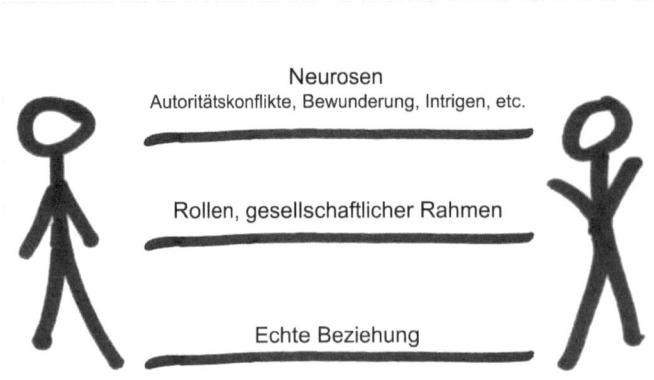

Abbildung 3

Diese Grundlage echter Beziehung ist immer da, ob man sie wahrnimmt oder nicht, ob man Polizist und Demonstrantin, Vater und Tochter oder Therapeutin und Klient ist. In einer üblichen Therapie arbeitet man sich nur durch die Schichten der Neurosen hindurch. Die Schicht der Rollen, des gesellschaftlichen Bezugsrahmens bleibt unangetastet. Das ist die gesellschaftliche Übereinkunft, das ist das Inzesttabu.

Ich gehe im Folgenden auf vier Phasen ein:
- Die ödipale Phase (4-6jährig)
- Die beginnende Pubertät
- Das Erwachsenenalter
- Die Psychotherapie

Die ödipale Phase

Um euch einen Eindruck von einem natürlichen Umgang in der ödipalen Phase zu vermitteln, hört ihr im Folgenden eine Meditation zur Beziehung zwischen Mutter und Sohn. Die Männer sollen sich bitte vorstellen, sie seien 4-5 Jahre alt, und die Frauen versetzen sich in die Lage, die Mutter eines solchen Kindes zu sein.

Stell dir vor, du bist an einem Sommerabend im Garten. Du hast dich ausgezogen. Deine Mutter kommt, um dich ins Bett zu bringen. Genüsslich pinkelst du auf die Wiese. Schelmisch lächelst du deine Mutter an und sie lächelt zurück. Du schiebst die Vorhaut vor und zurück, bis dein kleiner Penis steif wird; das hast du neuerdings entdeckt. Eine freudige Wonne durchströmt deinen Körper und deine Mutter freut sich mit dir. Sie umwickelt dich mit einem Handtuch und bringt dich in dein Zimmer. Sie geht zum Kleiderschrank, um einen Pyjama für dich zu holen. Du rennst ihr hinterher und drückst dein Gesicht genüsslich gegen ihren Po. Du fühlst diesen weichen Hintern und möchtest am liebsten in sie eintauchen. Deine Mutter hilft dir, den Pyjama anzuziehen, und legt sich mit dir auf dein Bett. Sie erzählt dir eine Geschichte, während du sie genau anschaust, wie sie ihre Lippen bewegt, ihren Ausdruck in den Augen. Dein Blick geht hinunter über den Hals, das Decolleté, zur Brust. Du legst deinen Kopf auf ihre Brust, riechst daran. Du fasst mit der Hand an eine Brust und du spürst, wie es euch beide zueinanderzieht. „Aua, das ist zu fest!", hörst du deine Mutter. Du schreckst zurück, aber im nächsten Moment drückt sie dich wieder an sich. „Ich hab dich lieb", flüstert sie dir ins Ohr.

Ich gehe hier nicht näher auf die Bedeutung der früheren Phasen der Kindesentwicklung ein wie Schwangerschaft, Geburt, Säuglingszeit und die sogenannte anale Phase. Ein kleines Beispiel aus der Säuglingszeit: Haben Sie schon mal beobachtet, wenn eine Mutter mit einem Kind im Kinderwagen in einen Bus einsteigt? Das Kind ist neugierig und sucht in seiner Unschuld den Blickkontakt zu Fremden. Er oder sie schaut das Kind oft nur sehr kurz an, lächelt vielleicht verlegen, sagt höchstens mal ein Wort zur Mutter und wendet sich wieder ab. Kaum eine/r bleibt so lange in Blickkontakt, wie es das Kind möchte. Es ist üblich, distanziert zu bleiben.

In der ödipalen Phase – dies hast Sigmund Freud als Erster beschrieben und herausgearbeitet – geht es darum, dass ein Kind im Spannungsfeld steht zwischen der Anziehung zum gegengeschlechtlichen Elternteil und der Rivalität zum gleichgeschlechtlichen. Es geht um das Urdreieck Vater-Mutter-Kind. Hier lernt ein Kind, mit der Dreieckskonstellation umzugehen. Ein Mädchen löst sich allmählich aus der symbiotischen Zweierbeziehung mit der Mutter, indem es sich dem Vater zuwendet. Ein Junge hat ein etwas komplizierteres Manöver zu vollführen. Er fühlt sich zuerst zum Vater hingezogen, identifiziert und solidarisiert sich mit ihm, um sich von der Mutter zu lösen. In einem nächsten Schritt kann er aus der gewonnen Distanz die Mutter als Gegenüber begehren. Dabei wird der Vater zum Rivalen, was im Kind Schuldgefühle auslösen kann.

Freud rang hier mit einigen Schwierigkeiten. Sehr wissbegierig las er Berichte von Anthropologen und Forschungsreisenden, die Naturvölker besucht hatten. Er wollte erfahren, wie ein Kind natürlicherweise aufwächst, weil er wusste, dass die damalige Gesellschaftsmoral in Europa dem natürlichen Wesen eines Kindes total widersprach. Freud kam zu dem aus heutiger Sicht nicht ganz korrekten Schluss, dass das Kind lernen müsse, auf die Lust zum gegengeschlechtlichen Elternteil zu verzichten, um erst im Erwachsenenalter seine Lust auszuleben. Er behauptete, der Verzicht auf diese Lust sei die Grundlage der Kultur. Frei vom Inzesttabu seien höchstens die «Wilden», die Naturvölker oder Tiere. Freud hatte recht bezüglich der Handlungsebene, aber der Verzicht auf eine sexuelle Handlung heisst nicht, dass die Gefühle nicht da sein dürfen, dass man sie nicht wahrnehmen, nicht erleben und auch nicht geniessen darf.

Samuel Widmer griff den Faden auf und benannte klar, worum es in dieser Lebensphase geht. Es geht darum, dreiecksfähig zu werden – als Kind mit den Eltern, aber auch als Eltern mit dem Kind. Dreiecksfähig heisst, zu dritt nah, innig und bezogen miteinander zu sein, das Ausgeschlossensein wechselseitig auszuhalten und den anderen beiden zu gönnen, was sie miteinander haben.

Missbrauch in dieser ödipalen Phase geschieht meist auf der Grundlage, dass ein Erwachsener die kindlich-lustvollen Impulse mit seiner erwachsenen Vorstellung von Sexualität und seinen eigenen ungestillten Bedürfnissen vermischt. Aus Angst davor will manch ein Erwachsener „ehrbar" mit dieser Situation umgehen und verklemmt sich seine Wahrnehmung und seine Gefühle in der Beziehung zum Kind gänzlich. Haben Sie z. B. als Kind ein positives Feedback bekommen für das Zeigen ihrer Genitalien oder für das Masturbieren? In manchen Familien spüren die Kinder schon instinktiv, dass das nicht drin liegt, und versagen es sich von vornherein, sich nackt oder lustvoll zu zeigen. Viele Männer schämen sich später für ihre Erektionen, was in diesem Alter seinen Anfang nahm. Viele Frauen masturbieren nicht, oft weil dies scham- oder moralbesetzt ist.

Neben dem Missbrauch auf der einen und der Zurückweisung im ehrbaren Inzest auf der anderen Seite gibt es noch eine weitere Schädigung, die in dieser Phase geschehen kann. Das Kind wird zum ödipalen Gewinner.[14] Es verdrängt den gegengeschlechtlichen Elternteil aus seiner Position, z. B. wenn das Kind immer im Elternbett schlafen will und sich ein Elternteil aufs Sofa oder ins Gästezimmer zurückzieht, oder wenn in dieser Phase Trennungen passieren. Solche Störungen sind sehr schwer zu therapieren, weil Betroffene etwas zurückgeben müssen, was sie quasi zu Unrecht erhalten haben: den Platz der Mama oder des Papas. Oft sieht man solche Menschen im Erwachsenenleben als dauernde Geliebte oder heimliche Liebhaber. Auch in der Therapie machen sie oft nicht Halt vor sexuellen Avancen.

Die beginnende Pubertät

Auch in der folgenden Meditation möchte ich einen Eindruck eines ganz natürlichen Umgangs, diesmal zwischen Vater und Tochter zur Zeit der beginnenden Pubertät, vermitteln. Die Frauens stellen sich bitte vorstellen, dass sie zwölf Jahre alt sind, und die Männer versetzen sich in die Lage, der Vater eines solchen Mädchens zu sein.

Es ist Frühling an einem Samstag. Du probierst ein bauchfreies Top an, dass du gestern von deinem Taschengeld gekauft hast. Es ist zwar noch etwas kühl, aber diese kindischen Unterhemden mit den Mustern magst du überhaupt nicht mehr. „Kann ich das so anziehen?", fragst du deine Mutter. „Ja, das steht dir gut. Für draussen ist es vielleicht noch zu kühl", antwortet sie. Oft musst du im Haushalt helfen, doch heute nicht. Dein Vater hat sein Motorrad aus der Garage geholt und beginnt, es zu reinigen und daran herum zu schrauben. Du geniesst es, ihm zuzuschauen, auch wenn du nicht verstehst, was er da macht. Es ist ein zeitloses Gefühl, du sitzt nur stumm da und schaust ihm zu. Du bewunderst ihn dafür, was er da macht und wie er über alles Bescheid weiss. Letztes Jahr wolltest du schon mit ihm auf dem Motorrad fahren und er hatte gesagt, wenn du zwölf bist. Jetzt bist du zwölf. Eine kribbelige Spannung macht sich in dir breit. Du beisst dir auf die Unterlippe, als er in deine Richtung blickt. Weiss er noch, was er letzten Sommer gesagt hat? „Willst du heute mitfahren?", hörst du ihn fragen. Du springst auf und fällst ihm um den Hals. „Ja! Du bist der beste Papi der Welt!"„Und du bist die hübscheste Tochter der Welt", antwortet er. „Aber hol dir noch eine Jacke und ich gebe dir einen Nierengurt." Als du das Ding siehst, stänkerst du ein wenig: „Wie zieht man das denn an?" Dein Vater legt dir den Nierenschutz geschickt um die Taille und streicht dir über den Bauch, als er den Verschluss andrückt. Er zieht dir noch einen Helm an und schaut dir in die Augen. „Bist du bereit?" Und wie du das bist! Dein ganzer Körper vibriert. Du kannst dir nichts Schöneres vorstellen, als jetzt mit deinem Vater auf dem Motorrad durch die Strassen zu kurven.

Wenn in der ödipalen Phase vielleicht vieles noch gut glückte, weil ein unschuldiges Kind noch mühelos zu lieben war, so wird spätestens mit Beginn der Pubertät das zur Frau oder zum Mann werdende Kind zurückgewiesen. Das Mädchen darf nicht mehr auf Papas Schoss sitzen (er könnte ja eine Erektion bekommen und sie könnte es merken). Sie darf den Vater nicht mehr auf den Mund küssen, nicht mehr mit ihm auf dem Sofa oder im Bett kuscheln. Noch häufiger als solche offensichtlichen Signale sind versteckte, subtile Zurückweisungen oder die emotionale Abkühlung im Kontakt. Die Tochter fühlt sich falsch mit ihrer erwachenden Weiblichkeit, sie versteht die Zurückweisung und Distanzierung nicht. Wenn ich heute manche junge Frau jenseits der zwanzig sehe, z. B. Miley Cyrus, Cheerleeders etc., die sehr mit ihren sexuellen Reizen spielen, dann sehe ich darin vor allem, dass sie als Frau, als sexuell reifes Wesen wahrgenommen werden wollen. Zum Teil versucht die Tochter in dieser Phase noch einmal, die Mutter vom Thron zu stossen, und «die bessere Frau» für

---

[14] Lasky 1984, Rothstein 1979

den Papa zu sein. Eine tragfähige Beziehung zwischen den Eltern ist hier von entscheidender Bedeutung. Auch dass die Mutter ein erstrebenswertes Vorbild als Frau ist und der Vater ein ebensolches als Mann.

Und die Jungen? Da habe ich, ehrlich gesagt, den Durchblick noch nicht vollständig. Es überschneiden sich oft Merkmale von ehrbarem Inzest und ein Zuwenig an väterlicher Führung und Vorbild und ein Zuwenig an Grenzen von beiden Eltern. Jungen wollen als Mann wahrgenommen werden, plustern sich auf mit Mutproben und lässigen Gesten. Auf eine Verniedlichung in ein kindliches Stadium reagieren sie grob und gehässig. Die vielgenannte «Bitch» in den Raptexten drückt aus, dass sie die Starken sein wollen, dass die Frau gefügig sein soll. Wer ist die «Bitch», die sich alles gefallen lassen und sie immer noch lieben soll? Es ist die Mutter. Die Söhne wollen die Mutter von ihrer Position der Grossen herunterzerren auf ihr kindliches Niveau, das nach schneller Befriedigung strebt. Die Aufgabe einer Mutter ist, den Sohn hochzulocken auf die Erwachsenenebene, sodass er lernt, seine Lust zu verantworten und eine Frau für sich zu gewinnen.

Das Erwachsenenalter

„Nehmen wir an, ich treffe mit meiner Frau zusammen ein befreundetes Paar. Das Übliche ist – und das beinhaltet grosse Distanz, beendet im Grunde genommen bereits von Vornherein ein tieferes, ein wirkliches Bezogensein –, dass weder ich mit der Frau meines Freundes noch meine Frau mit ihm wirklich und wahrhaftig in Beziehung stehen dürfen. Es ist verboten, sich bewusst zu werden, miteinander abzuklären, auszusprechen, zwischen uns da sein zu lassen, wie wir es wirklich miteinander haben, wie wir zueinander stehen. Das, was wirksam ist in dieser Tatsache, nenne ich das Inzesttabu, weil sich die Beziehungsstörung, die sich darin zeigt, auf dem Urdreieck Vater-Mutter-Kind, in dem wir sie erworben haben, begründet. Ich befasse mich gar nicht mit dem Inzest, sondern mit den Folgeerscheinungen des Inzesttabus und zwar ausschliesslich in den Beziehungen erwachsener, reifer und unabhängiger Menschen. Wäre es nicht viel schöner, wenn zwischen meiner Frau und meinem Freund, zwischen mir und der Gattin meines Freundes Wahrhaftigkeit blühen dürfte, wenn wir mit der Wahrheit dessen, was wir tatsächlich füreinander empfinden, zu leben verstünden? Nicht, dass wir etwas konstruieren müssten, etwas vorgeben müssten, was gar nicht da ist. Darum geht es nicht. Es geht um keine Ideologie, weder um die der Zweierbeziehung noch um die der freien Liebe noch eine andere. Es geht um unsere Wirklichkeit. Würde nicht darin Innigkeit und Freundschaft blühen, ein Glück, das wir noch nicht kennen? Und vor allem auch Intelligenz, die nicht alles auf die Auffassungsgabe unseres Flachlandgeistes, wie ihn Ken Wilber nennt, zu reduzieren braucht? Grösse würde es brauchen dazu, Erwachsensein und die Überwindung des Inzesttabus eben. Seine Auflösung. Nichts würde darin zerbrochen, kein Tabu würde gebrochen. Aufgelöst würde es, transzendiert in einer vorsichtigen, liebevollen und intelligenten Betrachtung aller Wahrheiten zwischen uns. Zu sehen ist verboten. Wirklichkeit zu sehen, Wahrheit zu sehen, ist verboten. Man darf sich nicht entwickeln, nicht entfalten. Man darf nicht wachsen. Man darf nicht erwachen für die höchste Intelligenz, die der Geist des Flachlands nicht kennt. Wir dürfen nicht wirklich Freunde sein."[15]

---

[15] Samuel Widmer Nicolet: Des Kaisers Nacktheit – des Kaisers Dummheit, S. 294

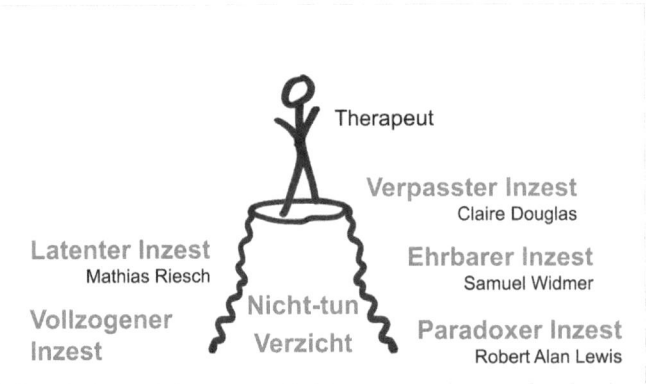

Abbildung 4

Dieses Bild beschreibt eine typische Szene, in der das Inzesttabu wirkt, obwohl es sich nicht um inzestuöse Beziehungen handelt. Und das Inzesttabu reicht noch weiter. Auch in mancher Paarbeziehung ist es tabu, einander einzugestehen, was man vom anderen gerne möchte. Und selbst vor einem selbst wirkt das Inzesttabu; viele Menschen können selbst alleine nicht ungezwungen nackt sein oder viele Frauen haben ihren Intimbereich noch nie genau angeschaut.

Und was sind die gesellschaftlichen Auswirkungen dieses flächendeckenden Tabus? Wir dürfen uns nicht wirklich begegnen. Das natürliche Spiel von Interesse und Anziehung darf nirgends frei stattfinden, echte Beziehung darf nicht stattfinden. Wir sind unterteilt in Nationen, in Gesellschaftsschichten, in Rollen, in Parteien, in Nachbarschaften etc. ohne wirkliches Bezogensein. Und ohne dies fühlen wir uns einsam, nicht geliebt, müssen Angst haben vor den anderen, Angst haben, zu kurz zu kommen, müssen geizig sein, mit dem was wir haben, müssen es mit Waffen verteidigen.

Unter den Menschen und zwischen Männern und Frauen herrscht Krieg, auch unter den Männern und unter den Frauen. Wie oft sieht man das überhaupt, dass jemand einfach liebt? Es scheint seit Anbeginn der menschlichen Zivilisation das einzige Ziel des Liebeswerbens zu sein, den anderen in sein Gärtchen zu locken, Besitz von ihm oder ihr zu ergreifen und die anderen von diesem Glück auszusperren.

Eine weitere Wirkungsweise des Inzesttabus im Erwachsenenleben sind Projektionen. Speziell in Liebesbeziehungen oder in hierarchischem Gefälle werden viele Elternprojektionen auf den anderen gemacht. Krampfhaft wird versucht, vom anderen das zu bekommen, was einem als Kind gefehlt hat. Wir sprechen von Lernbeziehungen. Erst wenn sich beide von ihren neurotischen Mustern ganz befreit haben, kann die Wesensbeziehung zum Vorschein kommen. Und beim Thema Muster auflösen sind wir dann schon bei der nächsten Phase, der Psychotherapie angelangt.

Der ehrbare Inzest in der Psychotherapie

In einer Psychotherapie werden Liebesübertragungen und sexuelle Anziehung re-aktualisiert auf den Therapeuten wahrgenommen. Die Therapie führt durch die Aufdeckung und Bearbeitung dieser inzestuösen Beziehungswünsche hindurch. Schon vor über hundert Jahren erkannte Freud die Zwickmühle, die sich für Therapeuten aus dieser Situation ergibt: einerseits die verdrängten libidinösen Wünsche ans Licht zu holen und andererseits nicht mit persönlichen Wünschen auf die Liebesübertragung zu reagieren. In diesem Spannungsfeld gibt es keinen einfachen Weg.

Wenn Menschen mit Verletzungen in der ödipalen Phase (durch Übergriffe oder Zurückweisungen) in eine Therapie kommen, lässt sich oft nicht nach dem Schema von Abbildung 4 vorgehen, also dass man sich zuerst durch neurotische Schichten hindurcharbeitet und danach die Ebene der Rollen und des gesellschaftlichen Bezugsrahmens anschaut. Meist stellen Klienten schon von Beginn an die Rolle des Therapeuten in Frage. In Fachkreisen wird von Tests gesprochen, die Klientin bzw. der Klient testet den Therapeuten oder die Therapeutin. Ich sage dazu: Sie suchen die echte Beziehung auf, genauso wie die Demonstrantin mit den Polizisten; sie suchen den Menschen hinter der Rolle. Und deshalb sind sie auch nicht mit einer therapeutischen Technik zu kurieren, man muss ihnen als ganzer Mensch begegnen.

Mehr noch als am Schmerz der Erfahrung leiden die Menschen an der Unfähigkeit (wieder) zu lieben und zu vertrauen. Meine Erfahrung zeigt, dass Betroffene des ehrbaren Inzests, der Zurückweisung also, weitaus häufiger und hartnäckiger Mühe haben, ihr Herz wieder zu öffnen und zu lieben als solche, die einen Missbrauch erlebt haben. Genauso wie alle anderen Menschen sind auch Therapeuten Mitglieder ihrer Gesellschaft und ihrer Zeit. Der ehrbare Inzest ist auch in ihnen angelegt. Und neben dem Guten, das uns Freud beschert hat, hat er an diesem Punkt die Psychoanalyse in eine ungünstige Richtung gelenkt. „Ich kann den Kollegen nicht dringend genug empfehlen, sich während der psychoanalytischen Behandlung den Chirurgen zum Vorbild zu nehmen, der alle seine Affekte und selbst sein menschliches Mitleid beiseite drängt (...).“[16]

Freud legte damit den Grundstein für Generationen von unnatürlich gefühlskalten und meist verkopften Analytikern. Es ist das Abbild eines ehrbaren Vaters. Claire Douglas schreibt vom „verpassten Inzest", wenn zu viel Kälte und Distanziertheit in der Therapie herrschte und der Klient oder die Klientin sich zu keinem Zeitpunkt begehrenswert gefühlt hat. Es ist eben nicht die Indifferenz des Therapeuten, die heilt, sondern die Liebe. Manchmal schliesst man eine Therapie ab, das angestrebte Ziel wurde erreicht. Die Klientin ist zwar frei von Symptomen, aber ganz glücklich ist sie irgendwie nicht. Man hat das Gefühl, dass man etwas verpasst hat, man hat nicht wirklich in die echte Beziehung geschaut, es ist eine funktionale Beziehung geblieben.

In den Schwierigkeiten mit dem Umgang mit dem Inzesttabu tauchen noch weitere Gefahren auf. Mathias Hirsch spricht von «latentem Inzest». Dabei wird keine unstimmige Handlung begangen, aber inzestuöse Gefühle dominieren in einer unguten Weise das Verhältnis zwischen Kind und Elternteil oder Klientin und Therapeut. Ursache ist das Verdrängen, das Nicht-wahrnehmen-Wollen der eigenen Libido. Durch unbewusste Signale heizt ein solcher Therapeut die Liebesübertragung in ungünstiger Weise an. Es kann zu Missverständnissen kommen, die in einem nächsten Gefahrenfeld münden. Robert Alan Lewis spricht von paradoxem Missbrauch», wenn man jemanden, den man eigentlich mag und sich allenfalls sogar hingezogen fühlt, mit Kälte und Distanziertheit «bestraft», oder aus einer moralischen Warte seine Liebesgefühle beurteilt und beschämt.

Die Psychoanalytiker haben zu lange ausser Acht gelassen, dass auch die Eltern und die Therapeuten ein Unbewusstes und auch inzestuöse Neigungen haben. Jean LaPlanche verdanken wir diese Erkenntnisse. Bei Freud war die Welt noch überschaubar. Das Kind habe ungehemmte Libidoimpulse, das Kind sei der Verführer, der Erwachsene der Verführte. Der Erwachsene setzte eine Grenze mit dem Inzesttabu, doch haben auch Eltern oder manchmal auch die Therapeuten inzestuöse Wünsche und Impulse und das Kind oder die Klientin müssen sich schützen, indem sie ein Verbot auf-

---

[16] Sigmund Freud, Ratschläge für den Arzt bei der psychoanalytischen Behandlung (1912), Kapitel 15

stellen. Eine solche Grenze ist nicht gleichzusetzen mit dem Inzesttabu. Es ist im Gegenteil ein gesunder und natürlicher Schutzimpuls, den es zu respektieren gilt. Ein solches von Eltern oder Therapeuten ausgehendes Verhalten ist unter dem «latenten Inzest» einzuordnen.

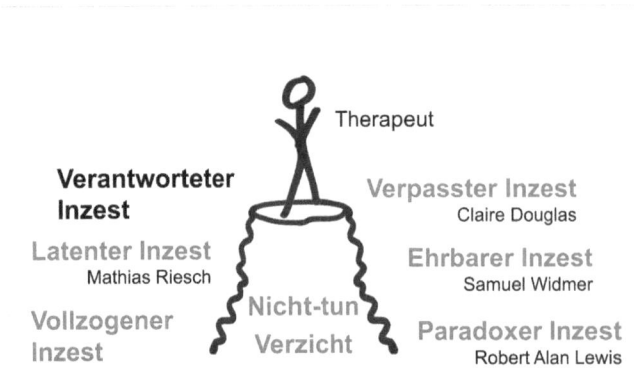

Abbildung 5

Jetzt sieht das Bild schon viel komplexer aus. Aus Angst vor dem vollzogenen Inzest flüchten die meisten in den ehrbaren Inzest, wie ihn Samuel Widmer nennt: die Zurückweisung der Liebesgefühle. Ein Kind oder ein Klient bleibt mit einem Gefühl des verpassten Inzests zurück, wie es Claire Douglas nennt. Hand in Hand mit dem ehrbaren Inzest geht der latente Inzest, wie ihn Mathias Riesch beschreibt. Durch das selbst auferlegte Wahrnehmungstabu können unbewusste Signale die Liebesübertragung anheizen. Kommen diese Gefühle dann ins Bewusstsein, neigt man zum paradoxen Inzest laut Robert Alan Lewis, zur Umkehr ins Gegenteil.

Bei so vielen Inzestbegriffen kann man natürlich auch Kritik anbringen und Claire Douglas nimmt diese vorweg. Sie zitiert C. G. Jung, der den Begriff Inzest für seine Bedeutung als zu eng gefasst sah. Es ist dabei wichtig festzuhalten, dass Inzest in den oben genannten Varianten immer eine Handlung bedeutet, sei es ein Übergriff, eine Ersatzhandlung, eine Zurückweisung oder eine Umkehr ins Gegenteil. Alle diese Handlungen sind auf ihre Art schädlich. Das Gegenstück zu einer Handlung ist das Nichttun, der Verzicht. Das ist die hohe therapeutische Kunst und das Gleiche gilt auch im familären Umfeld. Gefühle und Anziehung sind als Fakten zwischen Menschen vorhanden. Zwischen Vater und Tochter, zwischen Mutter und Sohn ist fast immer eine spezielle Verbindung und daran ist nichts schlecht. Gibt es einen schöneren Start ins Leben als mit voller Inbrunst von Vater oder Mutter geliebt zu werden? Und erst recht, wenn kein Tabu und keine Scham dieses Glück schmälern. Die Unfähigkeit, diese Gefühle wahrnehmen und in sich halten zu können, führt zu einer Handlung – in die eine oder in die andere Richtung.

Die Therapie des ehrbaren Inzests

„Verleumdet und von der Liebe, mit der wir operieren, versengt zu werden, das sind unsere Berufsgefahren, derentwegen wir unseren Beruf gewiss nicht aufgeben werden."[17]

---

[17] «Zwischen Intimität und Abstinenz – Wege und Irrwege der Übertragungsliebe in psychoanalytischen Therapien», Vortrag bei der Tagung am 29. Juni 2017, Stephan Schmidt; Die Psychotherapie und die Liebe, Klinik Schützen, Rheinfelden, abzurufen unter
https://www.klinikschuetzen.ch/files/events/Zusammenfassung_Dr._Schmidt.pdf

Was heilt, ist die Liebe. Die Flamme, mit der wir operieren, entstammt derselben Glut wie die oben genannten Abgründe. Echte Psychotherapie war schon immer ein heisses Eisen – vor hundert Jahren wie auch jetzt. Aber ein kaltes Eisen liesse sich eben nicht schmieden.

Was sind die Stationen einer Therapie bei Betroffenen von ehrbarem Inzest? Als erstes kommt das «Verlieben» bzw. das «Verliebtmachen», die bedingungslose, positive Zuwendung. Im Erfahren von Geliebtwerden kann ein Klient erst einmal ankommen, Liebe und Energie tanken, korrektive Erfahrungen machen und sein Herz öffnen, denn das, woran er krankt, ist nicht nur das Zuwenig an Geliebtwerden, was er erfahren hat, sondern vor allem, dass er nicht mehr lieben kann, dass sein Licht, seine Quelle verschlossen ist. In einer nächsten Phase der Therapie geht es darum, im Klienten die Nicht-Liebe zu konfrontieren. All das anzusprechen, was der Liebe im Weg steht – in dem Tempo natürlich, wie dies der Klient zulässt und bereit dazu ist. Die Widerstände und Abwehrmanöver werden Schicht um Schicht angeschaut und entlarvt als Verschleierungen, als Facetten des Inzesttabus. Es braucht Beharrlichkeit, ehrliches Hinschauen und die Bereitschaft sowohl den erlebten Schmerz als auch denjenigen, den ein Klient anderen durch sein Verschlossensein zugefügt hat, zu fühlen. In einer dritten Phase wird hinter den Schleiern des Inzesttabus immer mehr die Beziehung zum Therapeuten sichtbar, die echte Beziehung zwischen diesen beiden. Im Kontakt zum Therapeuten wie auch in weiteren Beziehungen im Leben des Klienten werden sich Fragen stellen nach der Wirklichkeit zwischen den beiden. Es braucht den Mut, sich der Einsamkeit zu stellen – der Preis für Wahrhaftigkeit, alles zu riskieren, was nicht wahr ist. An dieser Stelle werden Eifer und Wille nicht mehr viel weiterhelfen. Die Liebe aus sich heraus zu entzünden, selbst ein Licht zu werden, ist immer auch eine Gnade, die einem widerfährt. In Phase vier geht es um den Abschied vom Therapeuten, von den Rollen, die man einst innehatte. Es ist ein Transzendieren in einen neuen Bewusstseinszustand. Vielleicht verbindet einen noch ein gemeinsames Schicksal, im Leben oder in der Arbeit. Vielleicht ist der letzte Schritt, dass man sich gegenseitig wahrhaftig erkannt hat, und ein jeder nun seines Weges geht. Mit Beendigung der Therapie werden Erfüllung und Verzicht gleichbedeutend – gleich gültig.

Verantworteter Inzest

Zum Schluss komme ich noch auf die Ausnahme von allen Regeln zu sprechen. Was, wenn es Liebe ist? Liebe entzieht sich einer äusseren Beurteilung. „Sollte es sich nicht um Ausbeutung, sondern um eine ernsthafte, „reife" Liebesbeziehung handeln, sollten Analytiker und Patient heiraten."[18]

Dieser Hinweis kann ganz nützlich sein, wenn zwei Menschen in einer Psychotherapie eine Anziehung zueinander spüren und sie eine Liebesbeziehung beginnen möchte. Die Frage nach dem Heiraten kann helfen, die Ernsthaftigkeit zu erkennen. Die Liebe wird sich bereitwillig gern auf diese eheliche Verbindung einlassen wollen. Wenn es um sexuelle Anziehung oder den Wunsch nach einem Abenteuer geht, wird man nicht heiraten wollen, dann ist es besser, es beim Verzicht zu belassen. „Daraus folgt unmittelbar, dass (...) der therapeutische Auftrag erst geglückt sein kann, wenn es gelungen ist, die therapeutische Beziehung aus ihrem Muster und aus allen Mustern überhaupt herauszuführen in ein lebendiges, einmaliges, authentisches und erwachsenes Bezogensein von Du zu Du, das niemanden etwas angeht als die beiden selbstverantwortlichen Betroffenen und in das niemand einen Keil wird treiben können, sofern es wirklich und wahrhaftig in die Liebe – das Ziel jeder Therapie – hineinerlöst wurde."[19]

---

18 Walter Schindler, 1982, persönliche Mitteilung
19 Samuel Widmer, Des Kaisers Nacktheit – des Kaisers Dummheit, S. 275

Literaturverzeichnis zu diesem Vortrag:

Douglas, Claire (1997). After Such Violence. A Reconceptualization of Jung's Incest Theory. In: Mattoon MA (Hrsg) Open Questions in Analytical Psychology. Daimon, Einsiedeln, S. 514-526

Freud, Sigmund (1912). Ratschläge für den Arzt bei der psychoanalytischen Behandlung. GW 8, S. 376–387

Freud, Sigmund (1915). Bemerkungen über die Übertragungsliebe. GW 10. S. 306-321.

Hirsch Mathias (1993) Realer Inzest. Psychodynamik des sexuellen Missbrauchs in der Familie. 3. überarbeitete und aktualisierte Auflage. Springer, Berlin Heidelberg New York, S. 174-176.

LaPlanche, Jean (1986). De la théorie de la séduction restreinte à la théorie de la séduction généralisée. Études freudiennes, 27, S. 7-25.

Lasky, Richard (1984). Dynamics and problems in the treatment of the "Oedipal Winner". Psychoanalytic review, 71(3), 351-374.

Lewis, Robert Alan (2000). Vignetten zu Fragen der erotischen Übertragung und Gegenübertragung in der bioenergetischen Analyse. In: Bioenergetik im Spannungsfeld der Geschlechter. Liebe, Erotik, Sexualität in der Körperpsychotherapie. Körper und Seele, 6, S. 51-61.

Widmer, P. Samuel (2013). Des Kaisers Nacktheit – des Kaisers Dummheit. Von Freundschaften und Feindschaften. Über Berufskollegen, die Medien, Fachschaften, Freunde und Mitbürger. Ein Protokoll über das Anderssein. Basic Editions. Gerolfingen

Widmer, P. Samuel (2010). Das Inzesttabu. Edition Heuwinkel. Allschwil

Widmer, P. Samuel und andere (2013). Echte Psychotherapie. Edition Heuwinkel. Allschwil

Das Inzesttabu in der Echten Psychotherapie – von Sebastian Weidenbach

„Von welcher Seite her auch immer man es aufrollt, letztlich ist das Problem immer das Verbot von Nähe."
aus «Celias Garten» von Paul Nicolet alias Samuel Widmer[20]

Nach den gestrigen Beiträgen, die unser diesjähriges Kongressthema bereits sehr schön ein- und teilweise auch schon ausgeführt haben, hat mein Vortrag «Das Inzesttabu in der Echten Psychotherapie» die Auseinandersetzung mit dem Inzesttabu in der Therapiestube, die therapeutische Herangehensweise an dieses Tabu zum Thema. Dafür ist es notwendig, den Begriff und die damit zusammenhängende Thematik zunächst einmal zu definieren, unser Verständnis davon darzulegen.

Bevor wir dazu kommen, uns zusammen anzuschauen, wie Echte Psychotherapie an einer Auflösung des Inzesttabus arbeitet, möchte ich Grundsätzliches klarstellen, was wahrscheinlich vielen von euch selbstverständlich erscheint; trotzdem ist es wichtig und notwendig, wenn wir dieses empfindliche Thema an öffentlichen Plätzen wie unserem Kongress hier behandeln.

Wenn wir vom Inzesttabu sprechen, propagieren wir in keinster Weise den Inzest! Wir verharmlosen diesen auch nicht. Inzest im Sinne von gewaltsam oder subtil erzwungener Nähe und Sexualität zwischen einem Elternteil und einem Kind ist unrecht, krank und bereits Folgesymptom des Inzesttabus, wie wir noch sehen werden. Wir beschäftigen uns eigentlich gar nicht mit dem Inzest. Wir beschäftigen uns mit dem Tabu, das unsere ursprünglich freie Wahrnehmung einschränkt, und mit einem tieferen Verständnis der Ursachen, die zum Tabu geführt haben.

Zunächst möchte ich euch aber einladen zu einem gemeinsamen Prozess des Forschens und unvoreingenommenen Schauens. Wenn wir uns einlassen können auf so eine gemeinsame Untersuchung, ein «Think-together», zu dem Krishnamurti seine Zuhörer immer wieder eindringlich zu Beginn seiner Unterweisungen aufgefordert hat, auf ein gemeinsames Denken und Fühlen, dann können wir uns unserem Thema auf einer noch viel tieferen Ebene, als wir es üblicherweise kennen, jenseits von intellektuellen und nicht auf die sinnliche Wahrnehmung begründeten Gedanken annähern und dieses in der Tiefe ergründen.

Wie ihr wisst, eignet sich das Lauschen wunderbar dafür! Ein aufmerksames und gleichwertiges Wahrnehmen aller Geräusche und Regungen, mit denen sich das Leben gerade ausdrückt innen und aussen. Da sind meine Worte, mit denen ich versuchen werde, unserer gemeinsamen Untersuchung eine Ausrichtung zu geben. Da sind die Geräusche im Raum, die Strasse hinter unserem Zelt, die Musik der Vögel und des Dorfes. Und dann bin da ich, meine Gedanken und Gefühle, meine Reaktionen auf das Thema, das wir in den Raum bringen, die meinem Inneren entspringen.

All das in meiner sinnlich-wachen Wahrnehmung zu halten, ohne einem Teil darin den Vorzug zu geben, schafft diese Voraussetzung, tief zu gründen und ins Herz der Dinge zu lauschen. Dafür ist es gut, sich so einzurichten, dass unser Körper ruhig werden und sich entspannen und unsere sinnliche Wahrnehmung sich von aus ausbreiten kann.

Damit wären wir dann auch schon direkt bei unserem Thema, dem Inzesttabu. Dieses ist im Grunde nämlich dafür verantwortlich, dass wir das, wozu ich euch gerade eingeladen habe, nicht ganz na-

---

[20] 2006, Basic Editions

türlicherweise und selbstverständlich tun: In jedem Moment alles ganz unmittelbar, unvoreingenommen und im Bewusstsein der Einheit in unserer Wahrnehmung zu halten, so wie dies z. B. ein Säugling noch völlig unbewusst tut. Mit Wirklichkeit in Kontakt zu sein, nennen wir das, die Welt als eine ungetrennte Energie, die sie eigentlich ist, erleben zu können.

Das Thema Inzesttabu in der Echten Psychotherapie ist, wie die meisten von euch wissen, untrennbar mit der Person Samuel Widmer verbunden. Um ihn einzuführen, möchte ich euch zum Einstieg in meinen Vortrag eine Passage aus der Pressemitteilung unserer Ärztegesellschaft Avanti, die wir 2011 zusammen mit Samuel gegründet haben, vorlesen. Wir haben diese Mitteilung verfasst, um einen weiteren Versuch zu unternehmen, uns und unser Kongressthema gegenüber Presse und Öffentlichkeit verständlicher zu machen und Missverständnissen und den daraus erwachsenden Anfeindungen vorzubeugen. Diese sind derzeit noch unvermeidlich. Sie sind einerseits belastend und schwierig für uns, weil sie immer wieder auch unsere Existenzen zu bedrohen scheinen. Andererseits sind sie aber auch dienlich, weil sie sowohl unserem persönlichen Wachstum als auch dem unserer Bewegung zuträglich sind, indem sie uns Gelegenheit bieten, die für eine ganz neue Geschichte, die aus der Aufhebung dieses mächtigen Tabus in uns kommen wird, notwendige Kraft aufzubauen, indem wir uns selbst der im Bereich der Inzest- oder Dreiecksproblematik angesiedelten und durch das Inzesttabu unter Kontrolle und Verschluss gehaltenen, ganz schwierigen Gefühle wie dem Verlassen- oder Abgewiesensein, dem Ausgeschlossensein, der Einsamkeit und Isolation, den Scham und Schuldgefühlen innewerden, d.h. diese einschliessen in unser Sein. Die Auseinandersetzung mit dem Inzesttabu und schliesslich die Lösung der Inzestproblematik hat derzeit viel mit der Auseinandersetzung und Integration dieser in uns in aller Regel stark abgewehrten und mit grosser Angst besetzten Gefühle zu tun, wie wir noch sehen werden.

In unserer Mitteilung heisst es: „Der im Rahmen unseres psychotherapeutischen Fachkongresses thematisierte Begriff Inzesttabu wurde von Sigmund Freud in die psychotherapeutische Lehre eingeführt. Im vergangenen zwanzigsten Jahrhunderts kam es zu einer Weiterentwicklung der ursprünglichen, sogenannten ödipalen oder Dreiecksproblematik innerhalb verschiedener Therapieschulen (tiefenpsychologisch orientierter, systemischer, humanistischer und transpersonaler). Eine wirklich umfassende Definition des Begriffs Inzesttabu respektive eine ausführliche Beschreibung der damit zusammenhängenden tiefenpsychologischen Dynamik wurde Ende des 20., Anfang des 21. Jahrhunderts durch den Schweizer Psychiater Samuel Widmer geleistet. Er arbeitete erstmals differenziert heraus und zeigt dies in seinen Werken, die sich durchgehend mit dieser Thematik befassen, anschaulich auf, dass es sich bei dem in der Beziehung zwischen Eltern und ihren Kindern begründeten Inzesttabu in erster Linie um ein Tabu handelt, das unsere Wahrnehmung betrifft und diese grundlegend beeinflusst. Weil wir uns einen auf allen Ebenen, insbesondere aber auf der Ebene der Sexualität, bewussten, reifen und erwachsenen Umgang in der Beziehung zu dritt und zu unseren Kindern nicht zutrauen, belegen wir diese mit einem Tabu, dem sogenannten Inzesttabu. Damit verlieren wir weitestgehend die uns ursprünglich angeborene Fähigkeit, Beziehung als sinnlich und energetisch erfahrbaren Prozess unmittelbar wahrzunehmen und damit auch unser natürlicherweise vorhandenes Gefühl für Stimmigkeit in Beziehung. Das Tabu macht uns blind für stimmige Grenzen einerseits und verhindert andererseits ein verantwortungs- und liebevolles, sinnliches und unmittelbares Bezogensein." Wahrnehmung – nicht Handlung!

Rahel hat es in ihrer Einführung gestern gesagt: Die Erforschung des Inzesttabus beginnt mit der Entdeckung der psychotherapeutischen Methode durch Sigmund Freud. In der von ihm entwickelten psychoanalytischen Psychotherapie war die Beschäftigung mit dem Inzesttabu, die er mit dem so-genannten Ödipuskomplex beschrieb, von zentraler Bedeutung. Die Auseinandersetzung mit dem Inzesttabu ist der Stern, unter dem die psychotherapeutische Bewegung, der wir uns verbunden fühlen, geboren wurde oder das Kind, die Tochter, die der Psychotherapie in die Wiege gelegt wurde. Den wohl wesentlichsten Beitrag zu einem tieferen Verständnis der Thematik, bei der frühen Aufzucht und Erziehung dieses Kindes sozusagen, leistete dann in der ersten Hälfte des 20. Jahrhunderts Freuds Schüler Wilhelm Reich, insbesondere indem er die herausragende Stellung der Sexualität für ein noch tieferes Verständnis der ödipalen Thematik aufzeigte.

Beider Leben, das von Freud und das von Reich, veranschaulicht eindrücklich, mit welchen Konsequenzen bei einer ernsthaften Auseinandersetzung mit dieser heiklen Thematik und dem damit verknüpften Tabu zu rechnen ist, das beide in ihrem ganzen Ausmass noch gar nicht gänzlich fassen konnten, bei Freud der Entscheid zur Anpassung an das gesellschaftliche Diktat, um Ächtung und Ausschluss zu verhindern, bei Reich, der den Mut ‚die Kraft hatte, weiterzugehen und die gesellschaftliche Dimension der Problematik ans Licht zu bringen, der Scheiterhaufen.

Samuel hat als erster die ganze Tragweite des Phänomens *Inzesttabu* erfasst und beschrieben, seine Bedeutung für die Psychotherapie und weit darüber hinaus für die menschliche Gemeinschaft dargestellt. Er hat aufgezeigt, dass unsere immensen persönlichen und kollektiven menschlichen Probleme in der Tiefe letztlich alle mit diesem Tabu verknüpft sind und es keine echte Lösung ohne die Aufhebung des Inzesttabus gibt oder geben wird. Damit hat er sich – wenn wir noch mal zurückkehren zum Bild des Kindes – der «Tochter» unserer Berufsgilde in der Zeit ihrer beginnenden Pubertät angenommen und sie bis an die Schwelle zum Erwachsenwerden begleitet. Er war ihr der liebevolle Vater und zusammen mit seiner Frau Danièle die liebevollen Eltern, die sie gebraucht hat, um behütet heranreifen und erwachsen werden zu können, indem er die Liebe zwischen ihm und ihr befreit hat vom Inzesttabu. Das ist sein Vermächtnis an die Psychotherapie und an die Welt.

In unserem Lehrbuch für Echte Psychotherapie haben wir die beiden Hauptthesen zur Inzest- und Beziehungsfrage in der Psychotherapie formuliert, die wir auf unserem Kongressplakat abgedruckt haben. Manfred hat euch die erste These gestern bereits vorgetragen. Eigentlich erscheinen sie einem fast banal und selbstverständlich: „Keine Beziehungsangelegenheit kann durch Verbote, Gebote und Tabus geregelt werden; jeder diesbezügliche Versuch wird lediglich zur Beendigung des Bezogenseins führen. Es braucht – und dies unter anderem auch um die Frage des Inzesttabus – eine lebendige und wahrhaftige Auseinandersetzung von Du zu Du. Ohne dass die Menschheit sich dieser Tatsache stellt und die Dreiecksproblematik, die sie beinhaltet, löst, wird es unter den Menschen und insbesondere zwischen Männern und Frauen keinen Frieden geben. Daraus folgt unmittelbar, dass auch im therapeutischen Prozess der therapeutische Auftrag erst geglückt sein kann, wenn es gelungen ist, die therapeutische Beziehung aus ihrem Muster und aus allen Mustern überhaupt herauszuführen in ein lebendiges, einmaliges, authentisches und erwachsenes Bezogensein von Du zu Du, das niemanden etwas angeht als die beiden selbstverantwortlichen Betroffenen und in das niemand einen Keil wird treiben können, sofern es wirklich und wahrhaftig in die Liebe – das Ziel jeder Therapie – hineinerlöst wurde.“[21]

Wenden wir uns zunächst der Dreiecksproblematik zu, deren Lösung wir in unserer ersten These als Aufgabe Echter Psychotherapie definieren. Worin besteht diese? Unter Dreiecksproblematik verstehen wir unsere allgemeine Unfähigkeit, uns auf mehrere Menschen auf allen Ebenen, den ganzen Lebensprozess betreffend, einzulassen; unser Unvermögen, ganz offen und ehrlich zu dritt und

---

[21] Samuel Widmer und andere, Heuwinkel Verlag, 2013

damit in Gruppen zu leben, ohne Solidarisierung, ohne Ausgrenzung, ohne Abspaltung und Projektion und ohne Verzicht auf die Freiheit, authentisch zu sein. Sie ist die fast allen persönlichen und kollektiven neurotischen Problemen zugrundeliegende Thematik, an der die zivilisierte Menschheit zunehmend krankt und die in beinahe jeder Psychotherapie von neuem sichtbar wird. Es gelingt uns normalerweise nicht, als Erwachsene zu dritt ganz nahe zu sein. Diese Fähigkeit ist in uns nicht entwickelt oder verkümmert, was mit unseren Erfahrungen in der Urtriade, dem Vater-Mutter-Kind-Urdreieck in der Kernfamilie zu tun hat. Jeder von uns versucht es nämlich zunächst, wenn er auf die Welt kommt: als Dritter dazu oder dazwischen zu kommen, wenn sich zwei Menschen am nächsten sind und die Dreiecksproblematik lösen zu können in der Hoffnung, in die Nähe der Diade eingeschlossen zu werden. Dies scheint uns leider nie so recht zu gelingen; im besten Fall – und auch dies selten genug – gelingt es, von zwei Erwachsenen als Kind angenommen zu werden, aber was, wenn wir als Dritte danach gross und erwachsen werden wollen?

Den Kernpunkt in der Dreiecksproblematik bildet, trotz aller stattgehabten sexuellen Revolution und Aufklärung, die unerlöste Sexualität zwischen uns. Wenn wir nämlich auf der Ebene von Erwachsenen zu dritt sind von der Herzebene aus, sofern wir dazu in der Lage sind, braucht keiner ausgeschlossen zu sein. Sobald es aber darum geht, wer mit wem ins Bett geht beziehungsweise wer mit wem eine sexuelle Beziehung aufnimmt, ist einer ausgeschlossen. Wenn wir – und dies könnte unsere Erfahrung in einem vom Inzesttabu befreiten Vater-Mutter-Kind-Urdreieck sein – das Ausgeschlossensein nicht abwehren müssten, wäre dies kein Problem, dann wären wir eben in diesem Moment allein. Wenn ich es aber ablehnen muss, werde ich mich damit entweder zum Kind machen, dass die beiden andern als ausschliessende Eltern erfährt oder ich werde mich als Elternteil, der mich ausschliessenden, miteinander spielenden Kinder erleben und sie bekämpfen müssen.

Weil wir nicht zu dritt und dadurch auch nicht wirklich in Gruppen sein können, drängen wir in solchen Situationen den anderen immer wieder in die Position des Ausgeschlossenen, um nicht selbst der Ausgeschlossene zu sein. Keiner will diese Position und versucht, sie deshalb immer dem Nächsten zu überlassen. Als Resutat leben wir ständig in Angst und sind alle ständig ausgeschlossen auf der einen Seite und kontrollieren uns ununterbrochen gegenseitig und fühlen uns eingeengt auf der andern.

Der Umgang mit dieser heiklen Problematik, der Dreiecksproblematik, welche viel Feingefühl erfordert, wird deshalb als unlösbar betrachtet und mit einem Tabu belegt, dem Inzesttabu (oder ist unlösbar, solange er durch das Tabu verhindert wird). Dies führt zu Entfremdung, einem Verlust von Nähe und Beziehung zu sich selbst und zu den anderen. Und nicht nur bewirkt dieses Tabu, dass ich nicht mehr tun darf, was ich will, sondern vielmehr, dass ich nicht mehr hinschauen darf, wie es ist, nicht mehr wahrnehmen darf, was ursprünglich da ist.

Ich darf unter keinen Umständen die vereinbarten Strukturen unserer Beziehungen, die als Ersatz für ein lebendiges Bezogensein etabliert werden, vergessen. Das Tabu unterwirft mich dem gesellschaftlichen Diktat, Beziehung durch gesellschaftliches Schema zu ersetzen und dadurch zu zerstören. Und diese in der Vergangenheit gewobenen und nicht mit der energetischen Wirklichkeit übereinstimmenden Beziehungsmuster müssen um jeden Preis aufrechterhalten werden. Der Preis, den wir bezahlen, ist unsere ursprünglich freie Wahrnehmung, die verdrängt, tabuisiert werden muss und damit ein sinnlich und lebendiges Bezogensein – ein hoher Preis!

Ich darf dir nicht mehr unmittelbar begegnen, mich nicht mehr einfach vom Leben und seinen Kräften nehmen lassen, ich darf nicht mehr unschuldig und selbstvergessen sein. Ich muss mir in jedem Moment darüber klar bleiben, dass du meine Tochter bist, dass du meine Mutter bist, dass du meine

Klientin bist. Aber nicht nur dies. Ich darf auch nicht vergessen, dass du die Frau meines Freundes bist und nicht die meine. Ich darf nicht aus den Augen verlieren, dass du meine Frau bist und nicht eine andere. All diese Muster in Beziehungen, die der Sicherheit dienen, vor allem der Sicherung von Besitz, dürfen auf keinen Fall in mir zusammenbrechen. Das Denken in Besitzkategorien darf nicht mehr zugunsten einer einfachen Betrachtung von Wirklichkeit in unseren Beziehungen verschwinden. Das ist das Inzesttabu. Es beendet wirkliches Bezogensein, ersetzt wahrhaftige, echte Beziehung durch sichere Beziehungsschubladen, in denen jeder von uns isoliert, enttäuscht und verletzt ist.

Was meint Echte Psychotherapie mit dieser einfachen Betrachtung von Wirklichkeit in unseren Beziehungen? Beziehung ist etwas Lebendiges! Beziehung entsteht in dem Moment, wo wir uns mit voller Wachheit, mit gleicher Intensität, mit Interesse und Zuneigung, ohne Bilder, ohne gedankliche Konzepte einander zuwenden und energetisch verbinden. Beziehung geschieht im Augenblick und für den Augenblick. Es gibt keine Garantie, dass sie je wieder stattfindet. Sie lässt nicht festmachen, nicht einfangen. Es gibt keine Sicherheit in ihr. Damit dies stattfinden kann, müssen wir aber unser Alleinsein annehmen können und damit auch die Möglichkeit des Ausgeschlossenseins in uns einschliessen können. Dies nimmt vorweg, um was es im Prozess der echten Psychotherapie, die ein authentisches und lebendiges Bezogensein von Du zu Du anstrebt, wie wir es in der ersten These formulieren, gehen wird; der dafür reifende Klient wird sein Alleinsein zu integrieren haben und damit seine Beziehungsfähigkeit wiedererlangen.

Kehren wir noch einmal zurück zur Misere im Urdreieck, der das Inzesttabu zugrundeliegt und die den Ursprung, die Keimzelle unserer kollektiven menschlichen und globalen Misere darstellt. Wie wir gesehen haben, stehen sich dort in Vater und Tochter (oder Sohn) und Mutter und Sohn (oder Tochter) jeweils zwei Menschen gegenüber, die auf der einen Seite stark in ihren gesellschaftlichen Rollen gefangen sind, auf der anderen Seite aber auch einen aufgrund ihrer besonderen und schicksalhaften Verbindung unbändigen natürlichen Drang haben, sich auf allen Ebenen lieben zu dürfen. Wie gehen diese damit um? Wir kennen die folgenden beiden Möglichkeiten als Folgesymptome des zugrundeliegenden Inzesttabus und der damit verbundenen unlösbar erscheinenden Problematik: den sogenannten *ehrbaren Inzest,* den Manfred in seinem Vortrag gestern beschrieben hat. Weil sie sich eine lebendige Auseinandersetzung in der Beziehung, wie wir sie vorhin beschrieben haben, nicht zutrauen, kommt es zu einer Zurückweisung des heranwachsenden, in seiner Sexualität erwachenden Kindes durch den entsprechenden Elternteil mit der Folge des Verlustes der im Kindesalter teilweise noch möglichen körperlichen und emotionalen Nähe und Bindung beziehungsweise als Wiederholung dieses ursprünglichen Dramas zur Zurückweisung des Klienten in der Psychotherapie und des vollzogenen Inzests, bei dem wir den *gewaltsam oder brutal vollzogenen* in Form von Vergewaltigung oder Nötigung vom *liebevoll vollzogenen Inzest* in Form einer liebevollen Annäherung unterscheiden. Am häufigsten findet sich der vollzogene Inzest als *familiärer Inzest* in Familien zwischen Eltern und Kindern. Daneben kennen wir den sogenannten *therapeutischen Inzest,* also den Missbrauch einer Klientin/eines Klienten durch ihren Therapeuten/seine Therapeutin. Für die Betroffenen ist Missbrauch ein grosses Problem, das mit viel Not und Leid verbunden ist, und trotzdem kann, muss oder darf Inzest auch als verzweifelter Versuch verstanden werden, aus dem Gefängnis der Ehrbarkeit auszubrechen und die verloren gegangene Nähe und Liebe in einem missratenen Akt wiederherzustellen. Und schliesslich kennen wir noch den sogenannten *verantworteten Inzest,* die Möglichkeit zwischen zwei oder mehreren erwachsenen und voll ausgereiften Menschen in voller Verantwortung das Inzesttabu in sich und zwischen einander wieder aufzuheben und damit letztlich alle Grenzen aufzulösen.

Wie geht es euch persönlich mit dieser Sicht auf unser Bezogensein, die wir ja dann vor allem auf uns selbst anwenden, aber auch auf alle Beziehungen, in denen wir leben, die zu unseren Partnern und Kindern, unseren Freunden, zu unseren Eltern natürlich und unseren Klienten. Darin, zwischen Leben und Therapie, machen Echte Psychotherapeuten übrigens keinen Unterschied. Es gibt uns nur einmal und wir kennen nur eine Art, mit der Welt und den Menschen, mit denen wir leben, in Beziehung zu treten.

Könnt ihr sie sehen, die Grenzen in euch, das Getrenntsein, die Unmöglichkeit, ganz innig, einig und nah und gleichzeitig offen und frei in alle Richtungen und für alles und jeden zu sein? Könnt ihr das wahrnehmen? Das hiesse, dem Inzesttabu in euch auf die Spur kommen, es aufzuspüren. Das ist häufig ein sehr schwieriges, erschreckendes und konfrontierendes Unterfangen, die Wahrnehmung davon in unser Bewusstsein eintreten zu lassen.

Das ganze Ausmass der Problematik beginnt sich darin zu zeigen, wenn wir z. B. zu sehen beginnen, dass nicht nur Missbrauch und offensichtliche Grenzüberschreitung ein Problem ist, das für viel Schmerz und Leid verantwortlich ist, dass Schmerz und Leid auf der anderen Seite, auf der Seite der Ehrbarkeit, die dieser Problematik mit Distanz und Abweisung begegnet, nicht minder gross sind und noch dazu viel häufiger vorkommen, wie Manfred es gestern erzählt hat. Dass da zunächst kein Ende in Sicht ist! Darin zeigt sich, dass beide, Missbrauch und Zurückweisung, Ausdruck eines tiefer liegenden Problems sind, Symptome des Inzesttabus, welches die Entfaltung einer freien, frohen und sinnlich-erotischen Beziehung zunächst zwischen Eltern und Kindern und in der Folge unter uns Erwachsenen und eben auch zwischen Therapeut und Klientin in den allermeisten Fällen verhindert.

Die Einsicht in die ganze Problematik führt uns die Notwendigkeit vor Augen, dass das Inzesttabu aufgehoben und die Dreiecks- oder ödipale Problematik aufgelöst werden muss, oder nicht? Dies geschieht durch Bewusstwerdung über die Zusammenhänge, was wir als vordringliche Aufgabe von Psychotherapie verstehen, welche sich ja mit Bewusstmachung beschäftigt. Auseinandersetzung statt Tabu!

Leider findet dies in den üblichen, angepassten Psychotherapien trotzdem nur selten statt, da sowohl im Therapeuten wie im Klienten die Ängste vor diesem heissen Eisen in der Regel ungeheuerlich gross sind. Dies führt dazu, dass in der angepassten Psychotherapie aus diesem unbewusst bleibenden Bereich heraus wieder Zurückweisungen oder Grenzüberschreitungen und damit Wiederholungen geschehen, dass man sich, wie sonst im Leben, in einem bestimmten Beziehungsmuster trifft und einfangen lässt und dieses nicht auflöst und sich der wirklichen und schicksalhaften Begegnung, wie sie zwischen zwei Menschen eigentlich immer stattfinden will, nicht stellt.

Was braucht es dafür, um diese Problematik in der Therapiestube ans Licht zu bringen? Dies gelingt natürlich nur innerhalb einer echten Beziehung – wie könnte es anders sein, einer Beziehung die zumindest so tief gründet, wie die Beziehungen, die dazu geführt haben, dass ich Therapie aufsuche. Oder eben noch tiefer, so tief, dass ich über das bisher Bekannte, über die Begrenzungen, die ja verantwortlich sind für meinen Schmerz, mein Leiden und meine Verwirrung, hinausgehen kann und ich sie in mir erlösen kann, indem ich mich ihrer bewusst werde und sie integriere. Alles muss drin liegen in dieser Beziehung auf der Ebene der Wahrnehmung, des Bewusstwerdens und eines offenen und ehrlichen Austausches darüber. Die Liebe muss drinliegen, das Schicksalhafte dieser auch immer ganz persönlichen Begegnung.

Im Kurzportrait unserer Ärztegesellschaft Avanti heisst es zur Echten Psychotherapie: „Das wichtigste therapeutisch wirksame Instrument ist die Beziehung zwischen Therapeut und Klient. Obwohl diese im therapeutischen Rahmen stattfindet, ist sie doch eine echte zwischenmenschliche Beziehung auf der Basis von Gleichheit und Ehrlichkeit, alles andere wäre Betrug. Diese Beziehung wird geregelt durch das gegenseitige Wollen der Beteiligten, nicht wie in der angepassten Psychotherapie durch Verbote, Richtlinien und Tabus, da dies völlig verschiedene Wege sind, die auch unterschiedliche Ergebnisse vorbringen. (...) In der Echten Psychotherapie werden Tabus angegangen, es wird ein bewusster Umgang mit Sexualität gefördert und ein Bewusstsein für Wirklichkeit und Wahrheit angestrebt. (Jetzt folgt ein Satz, mit dem wir uns in letzter Zeit viel Schwierigkeiten eingehandelt haben, weil er entweder missverstanden, wohl eher aber missbraucht wurde.) Obwohl in aller Regel eine sexuelle Beziehung zwischen Therapeut und Klient schadet und deshalb darauf verzichtet wird, darf man eine solche Möglichkeit nicht von vornherein ausschliessen, da sonst die Lebendigkeit der Beziehung verloren geht."

Wir sprechen hier von der Ebene der Wahrnehmung, nicht der Handlung!

Dies stellt natürlich hohe Anforderungen an den Therapeuten; auch darauf weisen wir in unserem Kurzportrait hin. Dort heisst es weiter: „Im Unterschied zur üblichen angepassten Psychotherapie hat die Echte Psychotherapie die Befreiung von der menschlichen Konditionierung und damit die Befreiung zur Liebe zum Ziel und nicht die Anpassung an die gesellschaftlichen Normen. Diese Art Freiheit beinhaltet menschliche Reife, Intelligenz, Verantwortung, Mitgefühl, Liebesfähigkeit und eine Klarheit darüber, wer man ist und was man braucht und will, also ein Wissen von den eigenen und allgemein menschlichen Zusammenhängen."[22]

Worum geht es also bei dieser korrektiven Beziehungserfahrung, die eine Auflösung dieses Tabus in uns bewirken soll? Wir haben es gestern Abend in unserem Filmbeitrag von Samuel gehört, worum es im Laufe eines oft jahrelangen therapeutischen Prozesses gehen wird. Um die «Entvölkerung des Raumes», wie Samuel es immer wieder genannt hat. Darum, das Dorf, das die Klientin anfangs mit in die Therapie bringt, weil sie noch nicht alleine sein kann und deshalb nicht wirklich in Beziehung, nach Hause zu schicken, indem alle Beziehungsmuster, in die sich die Patientin verstrickt hat, auf den Therapeuten übertragen und im Laufe der Zeit in der therapeutischen Beziehung durchgearbeitet werden, bis der Beziehungsraum zwischen den beiden leer geworden ist und sich die echte Beziehung herausgeschält hat, die das Tor öffnet, durch das der zum erwachsenen Gegenüber herangereifte Klientin ins Leben tritt. Man kann es auch ganz einfach ausdrücken: Die Liebe, in die die Beziehung zwischen diesen beiden Menschen hineinerlöst wurde, wie wir es in unserer zweiten Hauptthese beschrieben haben, wird zum Tor ins Leben. Wirklichkeit geht zusammen mit der Liebe, ist das, was wir als Liebe bezeichnen und diese wird entdeckt, erlöst zunächst in der Aufarbeitung der persönlichen Geschichte der Klientin und dann aber auch, und das ist absolut notwendig, für die Auflösung des Inzesttabus, in der ganz persönlichen Beziehung, in der alle Projektionen und Illusionen sich auflösen dürfen in eine echte, ehrliche, gegenseitige, sinnliche und das ganze Potential enthaltende Verbundenheit und Freundschaft hinein – etwas eigentlich ganz Einfaches und Selbstverständliches.

Echte Psychotherapie ist nichts Grossartiges oder Ausserordentliches. Sie ist ein ganz simpler Beziehungsprozess, ganz gewöhnliche Beziehung. Das, was der Therapeut ist, wird darin unweigerlich prozessiert, genauso wie in einer Eltern-Kind-Beziehung, einer freundschaftlichen oder jeder anderen Begegnung wird es sich ganz von selbst in Beziehung setzen. Das wichtigste Instrument, das er

---

[22] www.aerztegesellschaft-avanti.org

hat, man kann es nicht oft genug wiederholen, ist seine eigene, gereifte Persönlichkeit, seine Liebe, sein Wirklichkeitsbezug, seine Fähigkeit zu Beziehung. Es ist ihm daher ein Anliegen, seine eigene Entwicklung fortwährend voranzutreiben, so dass er ein geläutertes Wesen, eine integre Person, letztlich eine reine Liebe zur Verfügung stellen kann und dadurch ist Echte Psychotherapie andererseits etwas ganz Ausserordentliches. Sie ist echte Beziehung, die Möglichkeit – für viele Menschen das erste Mal in ihrem Leben – in Beziehung wachsen, sich spiegeln, sich erfahren und korrektive Erfahrungen machen zu können. Ausserordentlich ist diese Art von Beziehung, weil sie in unserem normalen Leben verlorengegangen, vollständig verdrängt und zerstört worden ist.

Dieser Prozess der Entvölkerung des Raumes durchläuft verschiedene Phasen. Manfred hat sie in seinem Vortrag gestern bereits erwähnt. Ich möchte das für die therapeutische Beziehung Wesentliche in der jeweiligen Phase noch zusammen mit euch betrachten, weil dabei gut sichtbar wird, dass wir mit liebevoller Beziehung nicht ein romantisches Ideal besingen, sondern einen sehr nüchternen und oft auch mühsamen Arbeitsprozess an Beziehung. (Ich wollte einmal Bildhauer werden. Die grossen Bildhauer beschreiben ihr Werk auch in der Art, dass sie etwas Wahres und Schönes freilegen, das unter der Struktur, an der sie arbeiten, verborgen liegt.)

Wir kennen die folgenden Phasen, die eine gelungene und zu Ende gebrachte Therapie durchläuft, bevor sich dieses erwachsene Bezogensein einstellen kann:

In **Phase I**, wir haben es von Manfred gehört, geht es darum, den Patienten, die Patientin verliebt zu machen. Schon hier, ganz am Anfang, stossen wir natürlich bereits auf das Inzesttabu. Deshalb darf diese eigentlich ganz einfache Tatsache nicht offen ausgesprochen werden und deshalb klingt die Theorie der angepassten Psychotherapie häufig so kompliziert und schwer verständlich. Aber die wirklichen Therapeuten unter uns wissen: Ohne dieses Verlieben beim Einstieg, ohne dass die Patientin sich geliebt fühlt, was ganz von selbst geschieht, sofern der Therapeut Liebe ausstrahlt, wird es keine Therapie geben. Nur weil die Patientin sich Illusionen macht in ihrer erwachenden Verliebtheit, macht sie sich abhängig und wird bereit, mitzugehen und sich in ihr Elend führen zu lassen.

In **Phase II** der Echten Psychotherapie, kommt es zur Konfrontation. Ein erstes Mal riskiert der Therapeut, der Patientin den Spiegel hinzuhalten, ihr aufzuzeigen, wie sie wirklich ist, nämlich kein Opfer, wie sie es sich und allen immer weissmachen wollte, sondern eine Täterin. Die Beziehung zwischen Therapeut und Patientin rückt ins Zentrum der Aufmerksamkeit. Die Monsterseite, das Ego der Patientin, das sich in der nicht gelösten Inzestproblematik und dem zugrundeliegenden Inzesttabu begründet, tritt in die angesprochene Übertragungsbeziehung zum Therapeuten, die notgedrungen bearbeitet werden muss. Es ist dies der Beginn wirklicher Psychotherapie. Das Zweite, was ein guter Therapeut können muss wird hier von ihm gefordert. Er muss die Patientin nicht nur als Verliebte an sich binden können. Er muss sie jetzt auch mit ihren Schattenseiten konfrontieren, ihren Widerstand und ihre Abwehr herausfordern und gelassen den Zorn der Patientin nehmen können, den dies hervorbringt. Er muss Zweifel und Misstrauen vom und Abwertung durch die Patientin ertragen können, ohne mit Gegenübertragung darauf reagieren zu müssen. Das Verliebtsein geht zu Ende, wird als Illusion entlarvt. Es ist aber bereits so viel Vertrauen entstanden, dass die Patientin höchstwahrscheinlich am Prozess dranbleiben wird. Bevor sie die wirkliche, reife Liebe finden kann, muss sie sich durch die Hölle ihrer Egogefühle durcharbeiten; dies ist das Kernstück der Arbeit am Inzesttabu! Die Abneigung gegen die Wirklichkeit zeigt sich an diesem Punkt in der Patientin als Abwehr, als Widerstand, der bearbeitet werden muss, im Therapeuten allenfalls als Gegenübertragung auf diese Widerstände. Phase II ist abgeschlossen, wenn alle Gefühle, alle negativen Übertragungen, alle eventuellen Gegenübertragungen, alle Widerstände im Wesentlichen durchgearbeitet sind. Die Patientin, die sich am Anfang schnell entwickelte und grosse Schritte machen konnte, stösst immer mehr auf eine Schwierigkeit, die sie zunächst nicht überwinden kann. Sie ist mit ihrem Lebensthema in Berührung gekommen, über das sie wahrscheinlich bis zu ihrem Lebensende zu lernen haben wird. Der Therapeut hat sie zu diesem Punkt geführt. Es ist gleichzeitig oft das Thema, mit dem die Menschheit kollektiv ringt, denn die Patientin ist auch ein Kind ihrer Zeit. Meist liegt es im Bereich der abgewehrten Gefühle. Immer wieder stösst die Patientin auf Gefühle des Ausgeschlossenseins, der Hilflosigkeit, der Ohnmacht, ihres noch immer abgewehrten Alleinseins, denen sie einfach noch nicht stillhalten kann, bei denen sie ins Agieren gerät.

Ganz zwanglos und unmerklich geht Phase II in **Phase III** der Echten Psychotherapie über, ins eigentliche Lernen. Die Patientin lernt, in Beziehung zum Therapeuten zu sein mit dem, was ist. Sie lernt, Gefühle, insbesondere die abgewehrten, mehr und mehr auszuhalten, ihr Reagieren so weit zurückzunehmen, bis sie alles mit ihrer stillen Wahrnehmung begleiten kann, was innen und aussen geschieht. Sie findet und etabliert zunehmend in sich den Zustand, den wir Meditation nennen: die Auflösung des Inzesttabus! Nicht reagieren! Aushalten, was ist! Still sein mit dem, was ist! Wieder exakt hinschauen und wahrnehmen dürfen! Hinter die schnelle Reaktion schauen, auf das eigentliche Gefühl! Still werden! Lernen, innerlich still zu sein! Der Zustand des Säuglings, von dem wir bei unserem Einstieg gesprochen haben, im vollen Bewusstsein. Ein stilles Gehirn zu haben, ein Gehirn, das ein lebendiges Organ der Wahrnehmung und der sensitiven Empfindung geworden ist. Die Auflösung des Inzesttabus ist die Auflösung des Selbst und die Transformation der vollständig integrierten Einsamkeit ins Alleinsein hinein, energetisch auf der Kopfebene, nachdem in den beiden ersten Phasen der Therapie Ordnung entstanden ist in den unteren Zentren des Energiesystems. Das heisst, dass die befreite Sexualität frei und unkompliziert gelebt werden und sich ausdrücken kann, der Wille frei geworden ist und seinen beschränkten Platz eingenommen hat, hingegeben ans Ganze, und dass Mitgefühl und Liebe im Herzen erwacht sind und ganz im Dienst von Gemeinschaft stehen. Die Auflösung des Inzesttabus materialisiert sich, genauso wie spirituelles Erwachen, das an diesem Übergang stattfindet, in der Beziehung zu dritt und damit in gelebter echter Gemeinschaft.

Und schliesslich stellt sich die Frage nach dem Abschluss der Therapie. Abschied, Trennung ist angesagt. Oder dann ein schicksalhaftes Erkennen eines gemeinsamen Weges, wie wir es in unserem Filmbeitrag gestern Abend schon gehört haben. Nicht nur die Lehrer-Schüler-Ebene zeigt sich da als Möglichkeit, sondern auch ein gemeinsames Schicksal im Sinne von Zusammenarbeiten und Zusammenleben, von Leben in Gemeinschaft, was dann natürlich, jetzt aber vielmehr im Aussen, wieder eine intensive Auseinandersetzung mit dem Inzesttabu mit sich bringt. Ob das Schicksal Abschied und Trennung bringt oder die Türe zu einem weiteren Weg zusammen aufstösst, bestimmt weder die Patientin noch der Therapeut. Es ist das, was sie zusammen entdecken, wenn sie sich in **Phase IV** zum Abschluss der Psychotherapie der Wirklichkeit ihrer geläuterten Beziehung zuwenden. Es sind die grösseren Kräfte, die universelle Intelligenz, die an diesem Punkt definitiv zu leiten beginnt, denen sie sich nun bewusst hingeben können. Das illusionäre Verliebtsein hat sich zwischen Therapeut und Patientin in eine reife, tiefe Liebe verwandelt, die auch Abschied nehmen wird, wenn dieser angesagt ist. Dem Traurigsein wird darin Platz gegeben.

Zur Unterstützung dieses tiefen Prozesses der therapeutischen Arbeit am Inzesttabu kennt Echte Psychotherapie heute die folgenden Hilfsmittel, die sie, je nach Indikation und Wunsch ihrer Klienten, zur Unterstützung des therapeutischen Prozesses, vorwiegend auch im Gruppensetting, in Anspruch nimmt: Psycholyse (und die dazu gehörige Energiearbeit), Tantra und Gemeinschaftsbildung.

Psycholyse ist dafür bekannt, dass sie dabei unterstützt, Vergangenheit, die unbewältigt im Unterbewussten schlummert, ins Licht des Bewusstseins zu heben und über die damit verbundenen Gefühle, die im therapeutischen Prozess bearbeitet und schliesslich integriert werden können, der Auflösung zuzuführen. Sie bringt in Kontakt mit Wirklichkeit, indem wir uns unserer persönlichen und kollektiven Vergangenheit bewusst werden und uns damit aus der Bindung an sie lösen können.

Der tantrische Prozess, in Kombination mit der Psycholyse das wohl machtvollste Instrument, das der Echte Psychotherapeut zur Verfügung hat, befasst sich ganz explizit mit dem Inzesttabu als Tabu um das Besitzen und die Besitzrechte in Beziehungen. Es unterstützt einen intensiven Beziehungs- und Abklärungsprozess zunächst zum eigenen Körper und zur eigenen Sexualität und erweitert diesen Prozess schrittweise hinein in die partnerschaftliche oder Zweierbeziehung, um schliesslich die tiefsitzenden Konditionierungen in der Beziehung zu dritt oder vielt sichtbar und zugänglich zu machen. Er hilft, Besitzstrukturen zu hinterfragen, aufzubrechen, zu lernen, mit jemandem zu sein, das heisst, ihn zu lieben, statt an ihn gebunden zu sein, einander zu lassen, im Gegensatz zu einander besitzen und zu kontrollieren. Daneben hilft er insbesondere auch, um Heilungsprozesse auf kollektiver Ebene zu unterstützen, in Gang zu setzen und zur Entfaltung zu bringen, deshalb kann man ihn als wohl tauglichstes Instrument für Gemeinschaftsbildung sehen. Diesen Weg und Prozess, den wir uns da zusammen angeschaut haben, zu beschreiten, ist, wir haben es gehört, ein Lebensthema, eine Lebensaufgabe. Es braucht eine grosse Leidenschaft und Energie dafür, um immer wieder durchzubrechen in diese Tiefendimensionen.

Dabei beschäftigt uns dann natürlich immer wieder und zunehmend die Frage, wie unsere Beziehungen, unsere Gesellschaft wohl aussehen würden, wenn wir auf kollektiver Ebene die Dreiecksproblematik und damit das Inzesttabu gelöst hätten. Niemand weiss das und es ist auch nicht wichtig, es zu wissen. Wichtig ist allein, uns darauf einzulassen. Darin wird sich zeigen, was daraus kommen wird. Es ist ja die dafür nötige Freiheit gefunden zum Experimentieren und zur Hingabe aller Kräfte ans gemeinsame Experiment. Wir werden es ausprobieren, allein, zu zweit, zu dritt, mit vielen, in Gemeinschaft, und es herausfinden, was uns guttut und wie es stimmt.

Vielen Dank für eure Aufmerksamkeit!

Gesetze, Standesregeln und die Gebote der Liebe – von Manfred Dreier und Marianne Principi

Einleitung

Die moderne Psychotherapie entstammt der ärztlichen Behandlung, wobei die «Instrumente» vor allem das Gespräch und die therapeutische Beziehung sind. Schon seit Beginn der Medizin in der Antike war es den Ärzten ein Anliegen, nach einem Berufsethos zu handeln, der das Wohl und die Heilung des Patienten optimal unterstützt. Die erste Niederschrift stammt von Hippokrates, der ca. 460-370 v. Chr. gelebt hat.

Eid des Hippokrates: *Ich schwöre, Apollon, den Arzt, und Asklepios und Hygieia und Panakeia und alle Götter und Göttinnen zu Zeugen anrufend, dass ich nach bestem Vermögen und Urteil diesen Eid und diese Verpflichtung erfüllen werde: Den, der mich diese Kunst lehrte, meinen Eltern gleich zu achten, mit ihm den Lebensunterhalt zu teilen und ihn, wenn er Not leidet, mitzuversorgen; seine Nachkommen meinen Brüdern gleichzustellen und, wenn sie es wünschen, sie diese Kunst zu lehren ohne Entgelt und ohne Vertrag, Ratschlag und Vorlesung und alle übrige Belehrung meinen und meines Lehrers Söhnen mitzuteilen, wie auch den Schülern, die nach ärztlichem Brauch durch den Vertrag gebunden und durch den Eid verpflichtet sind, sonst aber niemandem. Meine Verordnungen werde ich treffen zu Nutz und Frommen der Kranken, nach bestem Vermögen und Urteil; ich werde sie bewahren vor Schaden und willkürlichem Unrecht. Ich werde niemandem, auch nicht auf seine Bitte hin, ein tödliches Gift verabreichen oder auch nur dazu raten. Auch werde ich nie einer Frau ein Abtreibungsmittel geben. Heilig und rein werde ich mein Leben und meine Kunst bewahren. Auch werde ich den Blasenstein nicht operieren, sondern es denen überlassen, deren Gewerbe dies ist. Welche Häuser ich betreten werde, ich will zu Nutz und Frommen der Kranken eintreten, mich enthalten jedes willkürlichen Unrechts und jeder anderen Schädigung, auch aller Werke der Wollust an den Leibern von Frauen und Männern, Freien und Sklaven. Was ich bei der Behandlung sehe oder höre oder auch ausserhalb der Behandlung im Leben der Menschen werde ich, soweit man es nicht ausplaudern darf, verschweigen und solches als ein Geheimnis betrachten. Wenn ich nun diesen Eid erfülle und nicht verletze, möge mir im Leben und in der Kunst Erfolg zuteil werden und Ruhm bei allen Menschen bis in ewige Zeiten, wenn ich ihn übertrete und meineidig werde, das Gegenteil.*

In moderner Form ist heute die Standesordnung der Verbindung der Schweizer Ärztinnen und Ärzte (FMH) die Richtschnur ärztlicher Ethik. Standesordnung FMH, Präambel: „Das gesundheitliche Wohl der Menschen ist oberstes Ziel ärztlichen Handelns. Im Bewusstsein, dass dieses Ziel dem gesellschaftlichen Wandel, der Entwicklung des Berufsethos und den veränderten Möglichkeiten in der Medizin unterworfen ist, erlässt die FMH als Dachorganisation der Schweizerischen Ärzteschaft die vorliegende Standesordnung. Die Standesordnung regelt die Beziehungen des Arztes und der Ärztin zu ihren Patienten und Patientinnen, zu ihren Kollegen und Kolleginnen sowie das Verhalten in der Öffentlichkeit und gegenüber den Partnern im Gesundheitswesen."[23]

Standesordnung FMH, Art. 1 Zweck der Standesordnung: „Die Standesordnung regelt das Verhalten von Arzt und Ärztin gegenüber den Patienten und Patientinnen, den Kollegen und Kolleginnen, den anderen Partnern im Gesundheitswesen sowie das Verhalten in der Öffentlichkeit. Sie bezweckt:

- das Vertrauen in die Beziehung zwischen Arzt oder Ärztin und Patient oder Patientin zu fördern
- die Gesundheit der Bevölkerung durch integere und kompetente Ärzte und Ärztinnen zu fördern

---

[23] abrufbar unter: https://www.fmh.ch/files/pdf22/standesordnung_februar_2019_d.pdf

- die Qualität der ärztlichen Ausbildung und Tätigkeit sicherzustellen
- das Ansehen und die Freiheit des Arztberufes zu wahren
- das kollegiale Verhältnis unter Ärzten und Ärztinnen zu fördern
- standeswürdiges Verhalten zu fördern und standesunwürdiges Verhalten zu definieren, zu verhüten und zu ahnden."[24]

Standesordnung FMH, Art. 4 Verhalten gegenüber Patient und Patientin: „Jede medizinische Behandlung hat unter Wahrung der Menschenwürde und Achtung der Persönlichkeit, des Willens und der Rechte der Patienten und Patientinnen zu erfolgen. Arzt und Ärztin dürfen ein sich aus der ärztlichen Tätigkeit ergebendes Abhängigkeitsverhältnis nicht missbrauchen; insbesondere darf das Verhältnis weder emotionell oder sexuell noch materiell ausgenützt werden. Arzt und Ärztin haben ohne Ansehen der Person alle ihre Patienten und Patientinnen mit gleicher Sorgfalt zu betreuen. Weder die soziale Stellung, die religiöse oder politische Gesinnung, die Rassenzugehörigkeit noch die wirtschaftliche Lage der Patienten und Patientinnen darf dabei eine Rolle spielen."[25]

Die Echte Psychotherapie entspricht vollumfänglich diesen Grundsätzen des hippokratischen Eids und der Standesordnung der FMH.

Die Gebote der Liebe

Missbrauch passiert da, wo Bewusstsein fehlt, wenn man nicht erkennt, wo das Gegenüber abhängig und schutzbedürftig ist. Die Liebe setzt auf die Bewusstmachung und Bewusstwerdung. Wenn ich mir bewusst bin, welcher Mensch vor mir ist, ein Kind, ein Patient, ein Schutzbefohlener, wird sich eine natürliche Hemmung aufbauen. Dann wird das, was vielleicht unter reifen Erwachsenen natürlich ist, als unstimmig oder grenzüberschreitend empfunden. Um sich der Situation ganz bewusst zu werden – und dies gilt für Therapeutinnen wie auch Klientinnen – muss man seine Wahrnehmung von Tabus befreit haben. Es braucht die Freiheit, alles wahrnehmen und fühlen zu dürfen, auch Verliebtheit, Anziehung oder Lust. Ein inneres Verbot in diesem Bereich führt zu einer Wahrnehmungsbarriere, wodurch man die Wirklichkeit nicht mehr ganz wahrnimmt, woraus sich unstimmige oder missbräuchliche Handlungen ergeben können.

„Die menschliche Würde und Freiheit stehen an erster Stelle. Der Klient ist für seine Therapie selbst verantwortlich und bestimmt allein durch sein Wollen, wie weit und in welchem Tempo er weitergehen will. Der Therapeut nimmt eine offene, liebevolle aber passive Haltung ein. Der Klient hat die Verantwortung dafür, was in der Therapie passiert, der Therapeut unterstützt ihn dabei. Der Therapeut will nichts für sich und findet durch ein waches, aufmerksames und verantwortungsvolles Schauen in jedem Moment die stimmige Haltung oder Handlung, die der Entwicklung des Klienten am besten dient."[26]

Diskussion

In einer Psychotherapie werden ödipale Liebesübertragungen und sexuelle Anziehung reaktualisiert auf den Therapeuten wahrgenommen. Die Therapie führt durch die Aufdeckung und Bearbeitung dieser inzestuösen Beziehungswünsche hindurch. Heilung ist die Befreiung einer Beziehung von ihren regelnden Verboten und Tabus. Da auf der Handlungsebene nichts geschieht, wird ein sicherer

---

[24] ebd.
[25] ebd.
[26] www.aerztegesellschaft-avanti.org

Raum geschaffen, worin sich der Klient entfalten kann und lernt, Neurotisches von Wahrem zu trennen. Der Therapeut schützt den Raum, verzichtet darin jedoch auf ein Gefälle. Er ist ein echtes Beziehungsangebot, stellt sich für Übertragungen zur Verfügung und findet zusammen mit dem Patienten heraus, was die Wirklichkeit ist. Ein solches Menschenverständnis gesteht dem Patienten ohne einen moralischen Überbau mehr Autonomie und Verantwortungsgefühl zu. Was dem Patienten in seinem Leben gelingen soll, muss seinen Anfang in der Therapie finden können.

Hippokrates formulierte seinen Eid aus innerer Einsicht und vollkommener Freiheit. Es war sein innerstes Anliegen, nach diesem Gelöbnis zu handeln. Als spätere Generationen von Ärzten und Gesetzgebern damit angefangen haben, diese ethischen Grundsätze von angehenden Ärzten zu verlangen, wurde der Samen für Verfehlungen und Übertretungen gesetzt. Eine von aussen auferlegte Moral kann dazu führen, dass Vertrotzung und die Lust am Verbotenen geschürt werden. Aus Anpassung und Angst vor Strafe wird mancher den geforderten Eid schwören, ohne dass er das Gesagte verstanden und es aus sich selbst heraus geschöpft hat.

Ein paar Zahlen und Fakten aus der Praxis

Im Jahre 2014 erschienen im amerikanischen «Journal of clinical psychology» eine Reihe von Artikeln zum Thema Liebe und sexuelle Anziehung in der Psychotherapie. Ich zitiere folgende Fakten aus «The „Vicissitudes of Love" Between Therapist and Patient: A Review of the Research on Romantic and Sexual Feelings, Thoughts, and Behaviors in Psychotherapy[27] von Janet L. Sonne and Diana Jochai, die eine Vielzahl von Arbeiten und Befragungen zusammengetragen haben:

Weniger als die Hälfte der Patienten, die romantische oder sexuelle Gefühle gegenüber ihren Therapeuten erleben, sprechen diese auch an. Etwa die Hälfte der Therapeuten reagieren unangenehm berührt auf eine solche Offenbarung. Vor allem wenn es um sexuelle Phantasien geht, hält fast die Hälfte der Therapeuten die Ansprache davon für unangebracht oder grenzüberschreitend.

Über 80 % aller Therapeuten fühlen sich mindestens einmal in ihrer Berufslaufbahn zu einem Klienten romantisch oder sexuell hingezogen; fragt man Therapeuten in Ausbildung, sind es nur etwa ein Drittel. Eben solches berichten auch Supervisoren. Befragt man aber ausgebildete Therapeuten retrospektiv, sagen 78 % aus, dass sie bereits in der Ausbildungszeit oder in der Lehrtherapie Gefühle von romantischer oder sexueller Anziehung verspürt haben.

Es besteht also vor allem bei Berufsanfängern ein Tabu oder eine Hemmung, dies anzusprechen.

Etwa die Hälfte der Therapeuten kann die aufkommenden Gefühle für den Patienten und seine Therapie positiv nutzen, die andere Hälfte reagiert unangenehm berührt, verunsichert oder gar verängstigt.

Etwa 50 % der Therapeuten geben an, wenig bis keine Ausbildung bekommen zu haben im Umgang mit romantischen und sexuellen Gefühlen in der Therapie.

Nur 10-30 % sagen, sie seien in ihrer Aus- und Weiterbildung gut auf solche Situationen vorbereitet worden.

Wie soll nun eine Therapeutin mit ihren Gefühlen von Liebe oder Anziehung dem Patienten gegenüber umgehen? J. Sonne und D. Jochai teilen mögliche Wege in drei Kategorien ein.

---

[27] https://onlinelibrary.wiley.com/doi/abs/10.1002/jclp.22069

1. konstruktiv, hilfreich

    > Instrospektion

    > Supervision

    > eigene Therapie

    > Intervision

2. fraglich

    > dem Patienten Gefühle offenbaren

    > reflexartig den Patienten an einen anderen Therapeuten weiterverweisen

3. schädlich bis destruktiv

    > diese Gefühle leugnen

    > sie verdrängen

    > sie ausagieren

Als Take-Home-Messages formulieren die Autorinnen:

- Es braucht einen anderen Betrachtungswinkel, von dem aus romantische Gefühle und sexuelle Anziehung als eine übliche und zu erwartende Erscheinung in einer Psychotherapie angesehen wird.
- Es braucht von Therapeuten die Offenheit und Neugier, diese Gefühle wahrzunehmen und anzuerkennen sowie den Mut, sie in Ausbildung und Supervision anzusprechen.
- Es braucht von Ausbildnern und Supervisoren einen Raum, in dem sich Auszubildende wohlfühlen, wenn sie über ihre Gefühle sprechen. Mit Fingerspitzengefühl sollte das Thema auch aktiv angesprochen und damit das Gefühl vermittelt werden, dass es etwas Alltägliches und „Normales" ist, diese Gefühle zu haben oder zu erleben.

Epigenetik – von Helena Gemmel

Leben und Lebendigkeit bedeuten Schwingung und Pulsation. Soweit wir wissen, besteht alles in diesem Universum (und darüber hinaus) vom Feinstofflichen bis zum Grobstofflichen aus Schwingungen und diese Schwingungen sind *Informationen*. Leben und Lebendigkeit bedeuten vor allem einen Austausch von *Informationen* und ein immer wieder neues Zusammenfügen von *Informationen* zu aufeinander aufbauenden und in sich wiederholenden, fraktalartigen komplexen Strukturen. Unsere Gedanken und Emotionen beeinflussen das elektromagnetische Feld jeder Zelle. Es bildet sich ein elektromagnetisches Feld um den Körper herum. Dieses steht im Austausch mit allen anderen Schwingungen, mit denen der Mitmenschen, der Erde und des Quantenfelds, ob wir uns dessen bewusst sind oder nicht.

Im Kleinsten, wie wir zum Beispiel in Bezug auf die Zellen noch sehen werden, und im Grössten geschieht der Austausch von Information nicht zufällig, wahllos oder unabsichtlich, sondern stets gerichtet und voller *Absicht*. Es ist die *Absicht* des Lebens selbst, die wir in den Zellen beobachten können. Wir erkennen dort zwei Übertragungswege von *Informationen*: zum einen das, was beständig ist wie ein Flussbett und über die Gene vermittelt wird, und zum anderen das, was sich andauernd bewegt wie der Fluss und über die Epigenetik vermittelt wird. Der Weg über die Gene heisst Genetik und wird über vier basische Nukleinsäuren in zwei komplementären Strängen, der sogenannten DNA-Helix, vermittelt, die den Code für die Proteinproduktion darstellt. Das Wort «Protein» stammt vom griechischen Wort «Protas» ab, welches «von höchster Wichtigkeit» bedeutet. Proteine sind die Rohstoffe, aus denen der Körper perfekt zusammenpassende dreidimensionale Strukturen, nämlich unsere physiologische Anatomie, aufbaut. Mittels der Proteine werden ebenfalls die komplexen Funktionen und Interaktionen unserer Physiologie ausgeführt. Gene sind einzelne Abschnitte auf dem langen DNA-Faden. Dieser ist eingehüllt und zusammengerollt in den 23 Chromosomenpaaren untergebracht.

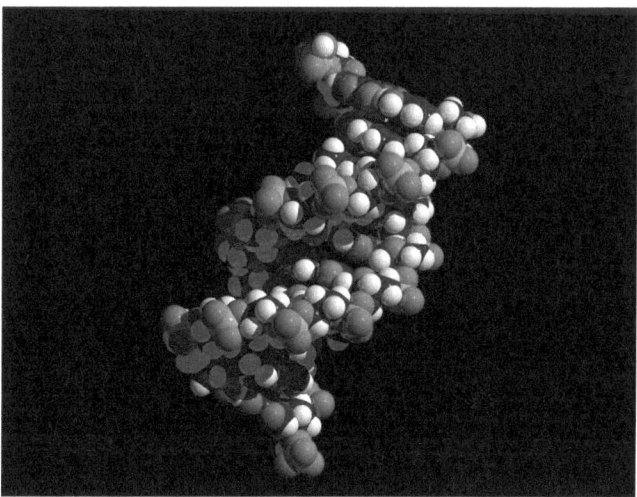

Bild von skeeze, Quelle: Pixabay

In der Genetik treten Veränderungen nur sehr selten auf. Bieten diese sogenannten Mutationen einen Vorteil, wird er durch Auslese weiterverbreitet, ergibt sich daraus ein Nachteil, macht dieser ca.

5 % unserer Erkrankungen aus. In der Epigenetik laufen in einer Sekunde tausendfache Bewegungen ab, um die sich ständig ändernden *Informationen*, die aus dem Inneren und Äusseren der Zelle kommen, umzusetzen. Die Epigenetik beschreibt die Funktion von Regulationsproteinen, die auf oder an der DNA-Doppelhelix, unseren Genen, sitzen und bestimmte Abschnitte der Gene aktivieren oder deaktivieren.

Würden wir den DNA-Faden einer einzigen Zelle glatt und vollständig aufrollen, hätte er eine Länge von zwei Metern. Die gesamte ausgerollte DNA des Körpers würde 150 Mal die Entfernung zur Sonne und zurück überbrücken. Zusammengepresst jedoch, würde die gesamte DNA der fast sieben Milliarden Menschen die Grösse eines Reiskorns haben. Eine Fehlsteuerung in diesem Bereich hat mit 95 % unserer Erkrankungen zu tun.

Die Epigenetik steuert auch, inwieweit der Träger eines Gendefekts tatsächlich erkrankt. In einem bahnbrechenden Experiment im Jahre 2003 konnte gezeigt werden, wie genkranke Mäuse durch eine spezielle Kost gesunde Mauskinder zur Welt brachten, obschon diese ebenfalls das kranke Gen trugen.

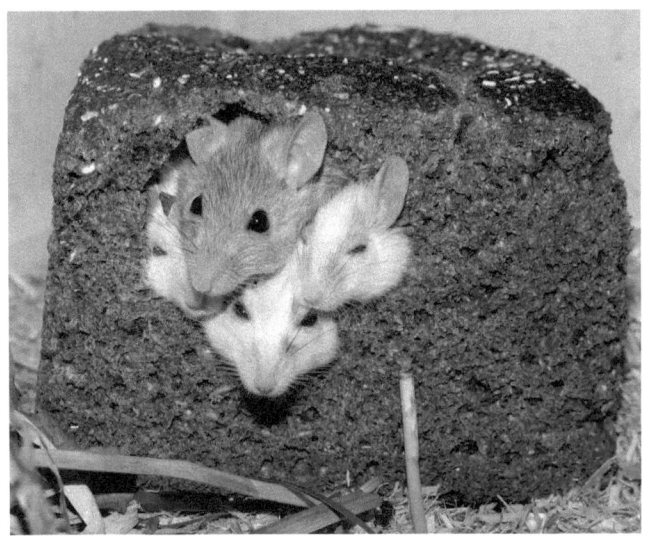

Bild von Karsten Paulick, Quelle: Pixabay

Die Erkenntnisse der Epigenetik zeigen, wie Veränderungen in der Ernährung und im Lebensstil, wie Gefühle und Gedanken, Selbsterkenntnis und Meditation unsere physische «Hardware» beeinflussen. Was wir eigentlich schon immer «wussten», ist jetzt bis in die zelluläre Struktur nachgewiesen, nämlich dass unsere Beziehungen zur Familie, zu Freunden und Kollegen, unsere sexuellen Gewohnheiten und spirituelle Praktiken, sportliche Betätigung und nicht zuletzt echte Psychotherapie direkt und innerhalb von kürzester Zeit strukturelle *Informationen* an alle Zellen senden. Über den Weg der Epigenetik beeinflussen und steuern Stress, Gewalt, Traumata, Giftstoffe, Elektrosmog, Viren und Bakterien unsere Gene. Diese können anhand des Reizes, der sie aktiviert oder ausschaltet, als aktivitäts- oder verhaltensabhängige Gene unterschieden werden. Aktivitätsabhängige Gene werden von Gewohnheiten und Mustern, d.h. unserem gewöhnlichen Alltagsverhalten, heruntergefahren und von neuen Erfahrungen, Lernen, erweitertem Bewusstsein und Kontakt mit dem Unbekannten hoch reguliert. Sie bringen ihre Informationen vor allem zu den Stammzellen, damit sich diese in diejenigen Zellen verwandeln, die gerade zu Heilungszwecken gebraucht werden.

Aktivitätsabhängige Gene:

Routine ↓	Lernen ↑
Gewohnheiten ↓	Unbekannte Reize / Neues ↑

Verhaltensabhängige Gene werden bei starker emotionaler Erregung aktiviert beziehungsweise de-aktiviert. Aktivierend wirken Freundschaft, Unterstützung, Wohlwollen, *Liebe*, Zufriedenheit und alles, was die Entspannung fördert. Dämpfend wirken alle Stressoren und Emotionen von Ärger, Feindseligkeit, Konkurrenz, Angst, Eifersucht, Schuld und Scham, Hoffnungslosigkeit und Ohnmacht, um nur einige zu nennen.

Verhaltensabhängige Gene:

Ärger ↓	Freundschaft ↑
Feindseligkeit ↓	Liebe ↑
Angst ↓	Unterstützung ↑
Ohnmacht ↓	Wohlwollen ↑
Einsamkeit/Isolation ↓	Zufriedenheit ↑

Über die Epigenetik verknüpfen wir insbesondere unsere Gedanken und Gefühle mit dem Körper. In diesem Geflecht bildet sie die Schnittstelle zwischen Geist und Körper und ist von besonderer Bedeutung in der Traumatherapie und dem Auflösen der Wiederholungsmuster aus dem Bereich des Unterbewusstseins. Über die epigenetischen Regulationsproteine auf den verhaltensaktivierten Genen schreiben sich Erfahrungen und deren Gefühle und Gedanken aus der Vergangenheit fest, sodass sie bei geringstem Reiz angestossen und wiedererlebt werden. Als extremes Beispiel sind hier die Flashbacks von Traumapatienten zu nennen.

Dort, wo durch Gewohnheiten, Muster und Routinen die Lebendigkeit verlorengeht, schreiben genetische Codierungen unsere Zukunft als zwingende Wiederholung der Vergangenheit vor. Da sowohl genetische als auch epigenetische Codierungen vererbt werden, leben wir, bei fehlender Bewusstheit, die Vergangenheit unserer Vorfahren aus. Das Wissen der Epigenetik ist eine entscheidende Hilfe jegliches Opferbewusstsein fallenzulassen und die Programmierung der Gene selbst in die Hand zu nehmen. Das Aufspüren der *Absicht* des Lebens in der Zelle ist enorm hilfreich im Erkennen der *Absicht* in komplexeren Strukturen.

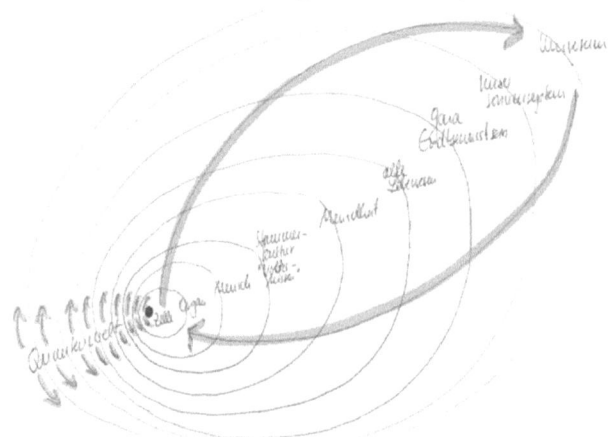

«Wie im Kleinen, so im Grossen.» Die Absicht der Zellen spiegelt die Absicht des *Ganzen*.

Sich der *Absicht* des Lebens anzuschliessen, war schon immer eine grosse Leidenschaft der Mystiker, Philosophen und Wissenschaftler. Dieser aufregende, oft aufreibende und mühsame Erkenntnisprozess muss wohl immer wieder durch viele Engpässe, Missinterpretationen, Verirrungen und Verkennungen hindurch, um zu einer umfassenderen Sicht zu reifen.

Seit dem Mittelalter hat sich im Umgang mit Paradigmenwechseln und Tabuthemen leider nicht viel verändert. Längst überholte falsche Überzeugungen werden stur wiederholt und neue Erkenntnisse ignoriert; deren Vordenker werden angegriffen und diskreditiert und wenn dies nicht ausreicht, auch umgebracht. Und auch wir selbst tun uns schwer, eingefahrene limitierende Muster, die sich bis in die Ebenen der Epigenetik festschreiben, aufzudecken, zu hinterfragen und aufzulösen.

Der Mensch, der sich als Individuum, als Einzelwesen betrachtet, ist tatsächlich eine Gemeinschaft! Er ist sogar eine äusserst geschäftige und effizient organisierte Gemeinschaft aus 50-90 Billionen Zellen. Der Körper macht uns vor, wie eine Bevölkerung von Billionen Individuen kooperierend unter einem Dach glücklich zusammenleben. Offensichtlich funktionieren die Zellgemeinschaften besser als menschliche Gemeinschaften, denn es gibt in unserem Körper keine heimatlosen Zellen und niemand wird ausgeschlossen. Ausser natürlich, es läuft etwas aus dem Ruder. Zellen, die sich abkoppeln und ausschliessen wie z. B. Krebszellen, werden erkannt und aufgelöst. Unsere körperliche Gesundheit ist von den aufbauenden und abbauenden Kräften abhängig. Im Krankheitsgeschehen ist oft sowohl die Kraft der Autolyse als auch die Kraft der Regeneration geschwächt.

Nahezu alle Zellen unseres Körpers sind amöbenartige, individuelle Organismen, die für ihr gemeinsames Überleben eine überaus komplexe kooperative Strategie entwickelt haben. Die Epigenetik kann uns mitnehmen an die Schnittstelle von Energie-*Information* zu materieller *Information*, einem Kreuzungspunkt, an dem *Informationen* in beide Richtungen ausgetauscht werden können. Sie kann uns Einblicke in die Berührung von quantenmechanischem, also energetischem, zu physikalischem, also materiellem Geschehen bieten und zwar sowohl auf zellulärer Ebene als auch in Bezug auf jegliche Gemeinschaftsbildung überhaupt. Auf diesem Weg beschreibt die Epigenetik den Weg ins Materialisieren. Auf dem Weg in die andere Richtung, hin zum Feinstofflichen, gibt die Epigenetik Hinweise zum spirituellen Erwachen, wo es um Einheitserfahrungen, mystische Erfahrungen und dem Ablösen des Bewusstseins vom Körper, dem spirituellen *Träumen*, geht. Jede unserer Zellen hat ein identisches Genom, das wir uns anschaulich wie eine immens reich ausgestattete Bibliothek vorstellen können. Die einzelnen Bücher würden darin den Chromosomen entsprechen. Für jede Zellart gibt es in diesem Buch ein Kapitel. Das jeweils gelesene Kapitel entscheidet, ob eine Zelle nun zu einer Leberzelle, Nierenzelle oder Nervenzelle wird. Alle Zellen haben einen identischen DNA-Faden. Ihre unterschiedliche Identität erhalten sie durch die Epigenetik, die das Ablesen bestimmter Gene, in unserem Bild die einzelnen Kapitel des Buches, möglich oder unmöglich macht. Umgangssprachlich spricht man hier von Schaltern und stellt sich jeweils eine Ein- und eine Aus-Position vor. Tatsächlich handelt es sich aber, wie so oft in der Natur, um kontinuierliche Prozesse und die epigenetischen Regulationsproteine gleichen eher einem Dimmer mit einer kontinuierlichen Ableseintensität von Null bis Vollständig.

Die griechische Vorsilbe «Epi» bedeutet «auf, neben, an» und bezieht sich auf die Regulationsproteine auf und an der DNA. Die Epigenetik ist ein sehr junger und in den letzten fünfzehn Jahren intensiv beforschter Wissenschaftszweig. Die einzelne Zelle ist in der Lage, durch Erfahrungen zu lernen, zelluläre Erinnerungen zu speichern und diese an ihre Nachkommen weiterzugeben, wie wir das zum Beispiel von der Antikörperbildung gegen Viren und Bakterien wissen. Man dachte lange, Gene könnten nur an die direkten Nachkommen einer Zelle oder eines Organismus' weitergegeben werden. Die Genforschung konnte jedoch zeigen, dass ein Gentransfer, d.h. ein Gen- und somit Informationsaustausch auch unter Mitgliedern verschiedener Arten stattfindet. Die Intelligenz der Natur sorgt über diesen Austausch an *Informationen* über die Gene, (und hier ist die «Hardware» der DNA als auch die «Software» der Epigenetik gemeint) dafür, dass nicht nur die eigene Art profitiert, sondern alle Organismen, das *Ganze*. Hier haben wir auf zellulärer Ebene «Anschauungsunterricht» für die beispiellose Neigung der Natur zur Kooperation. Der Gentransfer und damit der Informationsfluss gelten natürlich nicht nur für die Intelligenz der Natur, sondern auch für die Dummheit der Menschen, die sich weigern die *Absicht* des grossen Ganzen zu erkennen und die meinen, sie wüssten es besser. Eine erste Studie konnte zeigen, dass Gene von gentechnisch veränderter Nahrung durch den Verdauungsprozess in die nützlichen Darmbakterien geraten und sie dadurch erheblich in ihrer Funktion einschränken. Ein anderes Beispiel ist der unverantwortlich hohe Einsatz von Antibiotika, der uns unter anderem eine Vielzahl von aggressiven und resistenten Keimen beschert hat und für schwerwiegende Veränderungen im Mikrobiom verantwortlich ist.

Die Zellbiologie zeigt, wie eng die Lebewesen auf der Erde miteinander verbunden sind und wie existenziell die Kooperation zur evolutionären Entwicklung für die Gesundheit und das Wohlergehen der Erdengemeinschaft ist. Gemeinschaften zu bilden, spiegelt den biologischen Imperativ des Lebens wider: Je besser ein Organismus seine Umgebung wahrnimmt und mit ihr kooperiert, desto grösser sind seine Überlebenschancen. Wenn sich Zellen zusammenschliessen, erhöht sich ihre Wahrnehmungskraft exponentiell. Es lässt sich unschwer erkennen, dass die evolutionäre Kraft, die Lernfähigkeit und damit die geschmeidige Beweglichkeit angesichts von sich stetig ändernden Bedingungen innerhalb und ausserhalb einer Gemeinschaft sehr viel mehr von der Kooperation und dem Anerkennen des unbedingten Angewiesenseins abhängen als von ehrgeiziger Konkurrenz und dem Überleben des Stärkeren. Tatsächlich ist sogar in der Natur der Evolution das Zusammenwirken der Individuen unterschiedlicher Arten bedeutsamer als das Zusammenwirken innerhalb einer Art. Im Körper finden wir es ja auch selbstverständlich, dass das Zusammenspiel aller Organe noch bedeutsamer ist als das Funktionieren innerhalb eines Organs. Man könnte es auch so ausdrücken: Die mit der Umwelt am leichtfüssigsten zusammenarbeitenden Gemeinschaften sind diejenigen mit der höchsten integrierten Unterschiedlichkeit.

Artenübergreifende Zusammenarbeit und gegenseitige Unterstützung sind das Modell der Natur, wie viele erstaunliche Beispiele in der Tier- und Pflanzenwelt belegen. Als ein Beispiel sei die Kommunikation der Bäume untereinander und deren Symbiose mit den Pilzen erwähnt und insbesondere der wohltuende Einfluss der Bäume auf unser Immunsystem bei einem Waldspaziergang. Ein anderes Beispiel sind die Mikroorganismen in unserem Körper, speziell diejenigen in unserem Darm, von denen es zehnmal mehr gibt, als unser Körper Zellen hat (500 Billionen). Weil der Körper ohne seine Mikroben, die gemeinsam das Mikrobiom bilden, nicht überleben kann, können wir sie als ein funktionales Äquivalent zu unseren anderen Organsystemen sehen. Die Epigenetik entdeckte die gegenseitige Beeinflussung der menschlichen und mikrobiellen Gene.

Unter anderem auch durch diese Mechanismen können wir erkennen, in welch umfassender Weise die Ernährung über die Beeinflussung des Mikrobioms Auswirkungen auf die Epigenetik hat. Alarmierend sei hier nur kurz erwähnt, dass der Lebensstil unserer sogenannten zivilisierten Welt einen Rückgang der mikrobischen Diversität von 15-40 % zu verantworten hat. Dies lässt sich auch im Zusammenhang mit der sechsten Welle einer grossen Artenvernichtung auf unserem Planeten sehen. Dort, wo das Artensterben nicht einem, in Zyklen auftretenden, natürlichen Veränderungsprozess entspringt, sondern wie eine Art Krankheit in das Naturgeschehen eingreift, scheint vor allem die Ignoranz des Menschen verantwortlich zu sein. Wenn der Mensch in diese unglaubliche Entwicklung der Evolution hin zu immer komplexeren und blühenderen Gemeinschaften eingreift, sei es durch Machtansprüche an Land und Leute, durch Kriege, Flüchtlingsströme und Zwangsumsiedlungen oder Umweltgift, um nur einige zu nennen, ist die Konsequenz ein Erkranken, eine Stagnation bis hin zu einer Zerstörung des *Ganzen*.

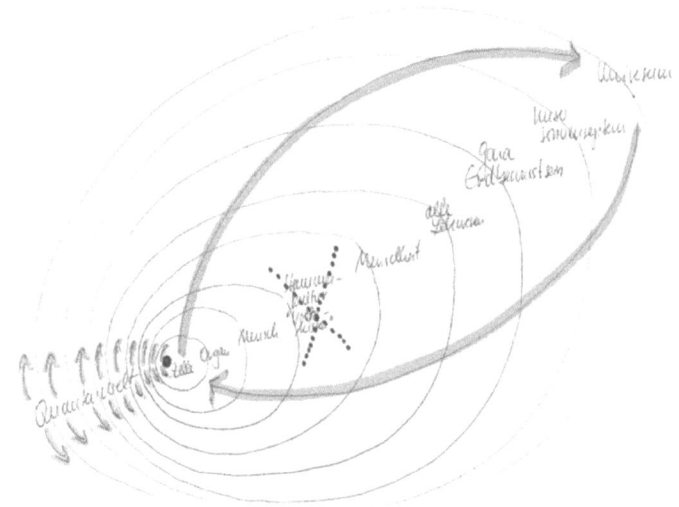

Zerstörung der Stammeskultur und des Volkswissens

Wenn wir uns den Informationsaustausch in einer Stammeskultur anschauen, wird verständlich, wie ein minutiöses Zusammenspiel von dem regionalen morphogenetischen Feld und dem Genom aller ortsansässigen Lebewesen ein lokales Wissen von immensem Wert für das *Ganze* im Laufe von

Jahrhunderten hier hat entstehen lassen. Wir verstehen, wie es genetisch codiert, geborgen und weitergegeben wird. Je besser die Frequenz von Sender und Empfänger aufeinander abgestimmt sind, desto differenzierter, harmonischer, lernfähiger und glücklicher ist die «Musik», was im Sinne der Evolution als positiv zu bewerten ist. Wenn Sender und Empfänger sich nicht mehr gut verstehen, entstehen Katastrophen. Ein erschreckendes Beispiel hierfür liefert das Bienensterben, was unter anderem auf die Zunahme der Pestizide, aber vor allem auch auf die Mikrowellenstrahlung zurückzuführen ist.

Ein Beispiel der Zerstörung von stillem Wissen erzählen die Wildhüter eines Nationalparks in Afrika. Da die Anzahl der Elefanten im Reservat zu gross wurde, beschlossen sie, einige Elefanten zu töten. Sie gingen davon aus, dass der Stamm am leichtesten auf die alten Elefantendamen verzichten könne und töteten diese. Wie überaus erstaunt waren die Wildhüter, als der Stamm im Aufsuchen der Wasserlöcher sehr verunsichert war und die Wege nicht mehr gut fand, dass es den Verbliebenen kaum gelang, die pubertierenden Bullen in ihre Grenzen zu weisen und dass mit dem Tod der alten Elefantendamen *Informationen* von unschätzbarem Wert verlorengegangen waren.

Wir können uns also durchaus ganz konkret vorstellen, dass beständig ein Austausch von Informationen zwischen den Lebewesen untereinander und der Umwelt in einem für uns nicht hörbaren und kaum fühlbaren Bereich stattfindet. So haben zum Beispiel Ernährungswissenschaftler herausgefunden, dass Gemüse, im eigenen Garten gezogen, eine genauere Passung mit unserem Körper aufweist als gekauftes.

Die genauere Passung macht, wie wir schon vorhin gesagt haben, eine schönere «Musik» und ist der Gesundheit zuträglich. Der von vielen Seiten gepriesene multikulturelle Weltenbürger ist im Sinne der *Absicht* ein Verlust an Diversität und somit ein weiterer Schritt in die Verarmung. Es geht um Kooperation, nicht um Gleichmacherei. In diesem Sinne können wir Darwins Aussage, das Leben sei ein Kampf ums Überleben, umschreiben in: «Das Leben ist eine grosse Kooperation ums Überleben.» Das wir das Verständnis des Überlebens durchaus nicht auf die materielle Existenz zu beschränken haben, ist ein weiteres Kapitel, zu dem die Epigenetik Zugang verschafft, was aufzuschlagen jedoch den Rahmen des heutigen Vortrags sprengen würde. Dazu nur ganz kurz: Die *Absicht* des Lebens ist nicht primär das Überleben im eigentlichen Sinn, sondern der Zuwachs an Komplexität und Bewusstsein, der durch Leben und Lebendigkeit entsteht. Diese Schwingungsinformation fliesst dem Quantenfeld zu und ist das Geschenk und der Dank des individuellen Lebens an das *Ganze*. Nicht das Überleben der materiellen Form ist die *Absicht*, sondern das Überleben der *Information*.

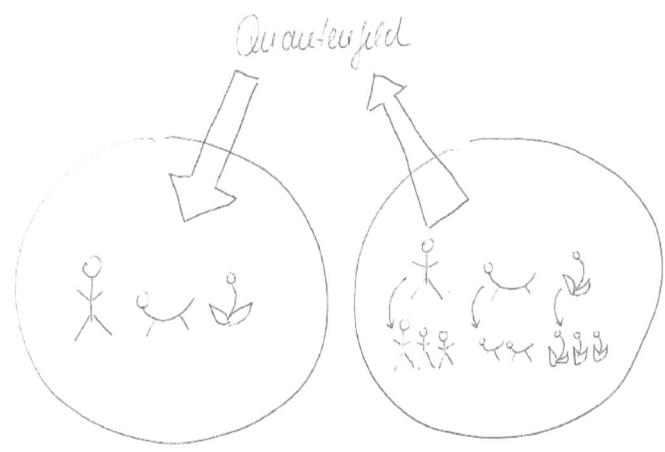

Informationsaustausch zwischen materieller und quantenmechanischer Ebene

Uns erschliesst sich so veles, wenn wir die Erde und all ihre Arten als einen gemeinsamen, interaktiven, lebendigen, lernenden und bewusstseinsmässig wachsenden Organismus erkennen. Zum Leben benötigen wir 100'000 verschiedene Proteine und 20'000 regulierende Proteine, die die Genaktivität steuern.

Die Wissenschaftler gingen davon aus, dass sich für jedes Protein ein Gen identifizieren lassen müsste. Um so erstaunter waren sie, als sie entgegen ihren Erwartungen von 120'000 Genen nur ca. 25'000 Gene im menschlichen Genom fanden. Noch schockierter wurden sie beim Vergleich des Genoms verschiedener Arten. Der mikroskopisch kleine Fadenwurm besitzt 24'000 Gene, die sehr viel komplexer ausgestattete Fruchtfliege 9'000 Gene weniger als der Fadenwurm, nämlich 15'000 Gene und die Menschen verfügen über ebenso viele Gene wie Mäuse, also 1'000 Gene mehr als der Fadenwurm.

Als die Zellbiologen begannen DNA aus dem Zellkern zu isolieren, um die genetischen Mechanismen zu studieren, fanden sie in den Chromosomen zur Hälfte DNA und zur anderen Hälfte gewöhnliches Protein, was sie wegwarfen. Nach den erschütternden Funden des Human Genom Projects und der fehlenden Erklärung dafür, wie die Komplexität in Organismen, mit so wenig Genen wie beim Menschen, zustande kommt, wurden diese Proteine beforscht und festgestellt, dass sie für die Vererbung eine ebenso wichtige Rolle spielen wie die DNA selber und nannten sie Regulations-proteine. Die Regulationsproteine beeinflussen das Ablesen der DNA auf zweierlei:

Durch Methylierung: Sobald eine CH_3-Gruppe an eine der vier Basen der DNA enzymatisch angebunden wird, ist dieser Genabschnitt besetzt und das Gen wird nicht oder nur teilweise abgelesen. Durch die unterschiedliche Methylierung kann ein und dasselbe Gen die Synthese von bis zu 2'000 unterschiedlichen Proteine in Auftrag geben.

Durch Histon-Acetylierung: Histone sind kugelförmige Eiweissstrukturen, um die herum sich der lange Chromatin Faden aufwickelt. Bei einer festen Wicklung ist der Genabschnitt sehr viel weniger zugänglich für eine Ablesung als bei einer lockeren Wicklung. Inzwischen sind 50 verschiedene Endstrukturen dieser Histone identifiziert worden, die für die unterschiedliche Aufwicklungsdichte der DNA verantwortlich sind.

Und nun kommt das Entscheidende: Es sind die Signale aus der Umwelt, die die Regulationsproteine in Bewegung bringen! Da Proteine nicht nur eine dreidimensionale Raumstruktur, sondern auch elektromagnetische Ladungen aufweisen, werden sie sowohl durch molekulare Verbindungen und enzymatische Prozesse beeinflusst als auch durch Interferenzen, das heisst Überlagerungs-erscheinungen mit elektromagnetischen Feldern. Für jedes Umweltsignal, dass die Proteine ablesen müssen, gibt es besonders ausgebildete Rezeptoren. Diese antennenartigen Rezeptoren reagieren nicht nur auf physische Moleküle, sie können auch Licht, Klang, Radiowellen oder Gedanken-frequenzen wahrnehmen und dabei in Schwingung geraten. Diese Schwingung verändert die elektrische Ladung des Rezeptors, woraufhin das Protein seine Form anpasst, was eine Kaskade von weiterer Bewegungen nach sich zieht. Zellbiologen beschreiben die Bewegungen der Proteine aufgrund von grob- und feinstofflichen Impulsen als die Triebkraft einer lebendigen, sinnstiftenden Evolution, in der Energie, Schwingung, Information und Materie so eng miteinander verquickt sind, dass man sie unmöglich als unabhängige Einheiten betrachten kann. Hunderte von wissenschaftlichen Studien konnten zeigen, dass die lebenserzeugenden Bewegungen in Proteinen und Molekülen nicht physikalischen, sondern quantenmechanischen Gesetzen folgen.

Natürlich bestätigen diese Forschungen «nur», was wir längst «wissen»: Alle Organismen, auch Menschen, nehmen durch ihre Sinnesorgane und darüber hinaus über Energiefelder wahr, wir stehen alle durch diese miteinander in Verbindung und tauschen uns über Energiefelder aus. Der Energieaustausch funktioniert auch, wenn Sender und Empfänger sich in physikalisch abgeschirmten, voneinander getrennten Bereichen befinden oder die Kommunikation über die Sinnesorgane ausgeschlossen wurde. Wenn wir noch einmal zurück kommen zu der Kommunikation von Pflanzen und, wie schon erwähnt, den Bäumen, wurde gezeigt, dass benachbarte Pflanzenwesen den Zeitpunkt der Keimung ihren Samen und die Robustheit ihrer Sämlinge konkurrierend oder kooperierend beeinflussen und zwar auch dann, wenn die bislang beachteten Kommunikationswege Licht, physische Berührung und chemische Substanzen ausgeschlossen wurden.

Für eine Vielzahl von zellulären (Protein-)Vorgängen wurden inzwischen quantenmechanische «Wege» nachgewiesen, darunter die Verschränkung, in der örtlich entfernte, materiell unverbundene, ja sogar voneinander abgeschirmten Energiequellen sich verbinden und einander beeinflussen. Ausserdem zeigte sich der sogenannte «Tunneleffekt», bei dem sich Teilchen durch physische Barrieren bewegen und die Superposition, bei der Teilchen gleichzeitig verschiedene Pfade erkunden und sich dann entlang des effektivsten bewegen – diese Teilchen sind tatsächlich gleichzeitig an vielen verschiedenen Orten! (Photosynthese). Energie beeinflusst Materie sogar deutlich effizienter als alles materielle, was ein ganz neues Licht auf energetische Heilwege wirft.

Ende des 19 Jahrhunderts belegte der deutsche Arzt Robert Koch den Zusammenhang zwischen Bakterien und Viren und bestimmten Erkrankungen und identifizierte das Bakterium Vibrio Cholerae als Verursacher der Cholera. Seine bahnbrechenden Funde waren damals heftigst umstritten. Einer seiner Kritiker war so stark davon überzeugt, dass Kochs Theorie falsch sei, dass er forsch ein ganzes Glas Wasser mit diesen Bakterien trank. Diese ansonsten tödliche Dosis hatte dem Mann überhaupt nichts ausgemacht. Statt nun heraus zu finden, wie es dem Mann gelang nicht krank zu werden, wischten die Wissenschaftler alles unter den Tisch, was ihre Theorien in Frage stellten könnte. Dieses Beispiel zeigt deutlich, wie unsere Überzeugungen eine Wirkung auf den Körper und unser Verhalten haben, seien sie nun zutreffend oder, wie im Beispiel, unzutreffend. Bei diesem Mann hatte die Überzeugung mehr Energie und Kraft als die für gewöhnlich krank machenden und zu damaliger Zeit tödlichen Bakterien. Das sogenannte positive Denken zeigt also nur dann Wirkung, wenn die dadurch erzeugte Energie stärker ist als die im Unterbewusstsein gespeicherten Überzeugungen und Erfahrungen. Dasselbe gilt für die Interventionen der Psychotherapie und alle anderen Heilwege.

Wie wirksam im wahrsten Sinne des Wortes unsere Überzeugungen sind, können wir auch am sogenannten Placebo-Effekt erkennen. Dass umgekehrt unsere Überzeugungen uns auch schädigen oder krank machen können, ist ebenso vielfachst belegt. (Beispiel Kühlwagenfahrer). Von hier ist es nicht mehr weit, um zu erkennen, dass unsere Überzeugungen unser Gehirn veranlassen bestimmte chemische Cocktails aus zu schütten, welche nicht nur auf die «Musik» des 50 Billionen Zellen Orchesters Einfluss nehmen, sondern auch auf die Epigenetik.

Zum Abschluss noch eine Geschichte zur Manifestationskraft der Gedanken, wenn man Zugang hat zu der entsprechenden Energieebene:

Und so geschah es dann auch[28]

Ein Mann sass meditierend in der Wüste unter einem Baum. In einem Zustand völliger Einheit dachte er: „Jetzt fehlt nur noch ein fürstlich gedeckter Tisch mit erlesenen Speisen." Und wie wunderte er sich, als er die Augen öffnete und ein solcher Tisch vor ihm stand. Er lachte und dachte: „Nun fehlen nur noch die schönen Frauen", und er war nun gänzlich überwältigt von den vielen wunderschönen Frauen um ihn. Er wurde von ihnen eingeladen, am Tisch Platz zu nehmen, was er freudig tat. Als das Fest im vollem Gange war, kamen ihm plötzlich Zweifel. „Dies kann doch nicht mit rechten Dingen zu gehen", sprach er zu sich. „Hier müssen Geiter wohnen. Sie werden mich umbringen." Und so geschah es dann auch.

---

[28] aus der Erinnerung und in Anlehnung an eine Quelle, die nicht mehr eruiert werden konnte

Die Auseinandersetzung mit dem Inzesttabu verhindert Missbrauch – von Danièle Widmer Nicolet

Richtet euch möglichst entspannt ein, sodass ihr wach sein könnt, ganz in der Wahrnehmung, aber nicht angestrengt. Dass ihr euch ausdehnen, entspannen könnt, innen und auch über den Raum hinaus.

Romina Mossi hat das ja eben ganz schön vorbereitet. Ich möchte nämlich keinen Vortrag halten, davon haben wir dieser Tage genug und darin ist auch schon alles gesagt. Es ist schon gut, alles auch immer wieder von verschiedenen Seiten aus zu hören, aber ich würde vorschlagen, dass wir in dieser Stunde auf eine ganz sinnliche Art und Weise direkt über die Energie, direkt übers Fühlen noch mal neu in diese Thematik eintauchen. Das heisst, ihr müsst auch nicht die Augen offenhalten, wenn ihr nicht wollt. Ihr könnt euch zusammen oder allein so einrichten, dass ihr auf allen Ebenen ganz sinnlich verbunden seid mit euch und miteinander. Also, auch schauen: Habt ihr grad ein entspanntes Becken? Darf die Beckenenergie aus diesem normalerweise engen, kontrollierten Raum frei fliessen zu den anderen hin, unabhängig davon, wie sie mit euch in Beziehung stehen? Darf sich das Herz weit öffnen?

Wir reden ja dieser Tage viel von Liebe. Liebe ist eines der meistmissbrauchten Worte in unserem Sprachgebiet oder wahrscheinlich in der Welt überhaupt. Unter Liebe verstehen wir nicht irgendein angenehmes oder romantisches Gefühl, nicht ein Ausdruck von Bedürftigkeit oder von einem bestimmten Wollen, sondern ein Zusammenfliessen von allem mit allem und ein Fühlen von Moment zu Moment, von dem, was grad ist. Also ein Mitfühlen, ein Das-Ganze-Sein, ein Raum, der alles was ist, innen und aussen, einschliesst. Und dann auch im Kopf, im Gehirn kann ich diese Denkmaschine anhalten und das Gehirn als Sinnesorgan wahrnehmen, was es ja eigentlich im Wesentlichen ist, denn wenn ein Gehirn nicht ganz sinnlich und weich und offen ist, kann es nichts Neues empfangen, also auch nicht die Vision eines anderen, freieren, entfalteten Lebens. Ein gestresstes, konditioniertes Gehirn kann immer nur das Alte wiederholen. Es sucht Sicherheit und Halt im Bekannten, im Alten. Wir wollen uns aber überhaupt in diesen Tagen oder grundsätzlich in unserem Leben und jetzt auch in dieser gemeinsamen Stunde für das Neue öffnen.

Das Inzesttabu ist ja nichts Persönliches. Es drückt sich zwar in dir und in mir persönlich aus, aber es ist ein kollektives Tabu. Um dieses Tabu zu verstehen, muss man vielleicht auch einmal auf unsere kollektive Geschichte, auf die Menschheitsgeschichte schauen, woher wir kommen und wohin wir unterwegs sein könnten. Es wurde gestern auch schon erwähnt: Wir kommen aus dem Animalischen, vom Tier her, vom Instinktgetriebenen. Wir sind dann wahrscheinlich durch eine Phase kindlicher Unschuld gegangen in der Evolution. Deswegen spricht man auch oft davon, dass die Liebe verlorengegangen ist, aber ich denke, diese Liebe war eine kindliche, unbewusste Liebe, die es vielleicht schon einmal in grösserem Stil auf der Erde gab. Kindliche Wesen, die natürlicherweise noch eingebunden waren in der Einheit, sich aber über vieles nicht bewusst waren. Die mit dem Tabu des Todes noch nicht konfrontiert waren oder mit dem Erschrecken darüber, dass wir sterblich sind, mit dem Alleinsein, mit der Auseinandersetzung um Individualisierung und daraus auch mit der Auseinandersetzung um Besitz. Im Moment, so sehe ich es, steht die Menschheit kollektiv an einem Übergang. Sie kommt immer mehr in ein Erwachen dafür. Die Aufforderung ist, bewusst zu erwachen für die Liebe. Nicht als Horde, nicht als kindliches Wesen, sondern als alleinstehender reifer Mensch zu erwachen für das Leben, für die Liebe. Das haben wir, kollektiv gesehen, noch nicht gelernt, das macht uns auch viel Angst. An dem Punkt, so sind wir halt gestrickt, da wo Angst auftaucht, Unsicherheit und man sich nicht am Gewohnten, am Alten halten kann, da sucht man nach Regeln, nach Vorgaben, nach Gesetzen. Da entsteht Religion, da entstehen Sekten, politische Parteien, Zugehörigkeit, Autorität, jemand, der einem sagt, wie es geht, eine Übereinkunft darin, damit man Orientierung hat, sich nicht alleine fühlt und nicht angreifbar ist, oder die Verletzlichkeit, die mit dem Erwachen zusammengeht, nicht fühlt.

Ich lade euch ein, mal in diesen inneren Raum zu gehen, den Ort in euch aufzusuchen, wo ihr ganz neu seid, jetzt grad hier ganz neu. Wo ihr nicht schon wisst, wie es geht, wo ihr euch nicht an jemanden haltet oder euch an etwas ausrichtet, was vorgibt zu wissen, wie es geht. Da, wo das Leben jetzt gerade zum ersten Mal sich so zeigt, wie es sich jetzt grad zeigt. Vielleicht spürt ihr auch diese Verletzlichkeit, die damit zusammengeht. Dieser Raum, der ensteht, kann auch erschrecken, wie wenn ein Baby nach vielen Monaten im immer enger gewordenen, geschützten Bauch geboren wird in eine Welt hinaus, die unbekannt ist, die ganz neu ist. Das Alleinsein darin zu spüren und vielleicht auch schon die Freiheit, vielleicht auch mehr die Verunsicherung, die Ängstlichkeit, auf einmal in einem Moment allein in der Situation zu sein, sich allein in einer Welt und in einem Universum wiederzufinden. Ich weiss nicht mehr, wer ich bin. Alle Bilder, Identifikationen, Vorstellungen sind zu eng. Wenn ich das zulassen kann, öffnen sich Becken, Herz, Kopf – das ganze Energiesystem öffnet sich. Du bekommst darin Platz, nicht als Bild oder als Gewohnheit, sondern als neues Wesen, das ich noch nicht kenne, auch wenn ich dich schon lang kenne, aber so, wie du jetzt grad in dem Moment bist, kenne ich dich noch nicht. Der Hahn, der da kräht, kommt rein, ruft innen und nicht mehr aussen. Die Autos fahren durch meinen Bauch. Die ganze Welt kommt rein. Und um all dem gerecht zu werden, bleibt mir nur das Fühlen, die Wahrnehmung, von der wir hier so oft sprechen. Alles andere wird dem, was jetzt in diesem Moment grad ist, nicht gerecht, kann damit nicht eins sein, das nicht erkennen und lieben.

An dem Punkt stehen wir, persönlich und kollektiv im Moment. Das ist die Einladung. Die Schwierigkeit, die damit einhergeht, wurde schon vor vielen Jahren treffend ausgedrückt, aber halt, so sehe ich es zumindest, an diesem Übergang von der Liebe, die noch nicht erwacht ist, zur Liebe, die ganz verantwortet und erwacht, wenn das Tao, die Liebe verlorengeht, erscheint die Moral. Wenn die Moral verlorengeht, erscheinen Religion und Gesetze. Dann krempeln alle die Ärmel hoch und kämpfen gegen das Böse.

Weil wir als Menschheit diese Einladung spüren oder sie immer irgendwo in uns selbst angelegt ist, aber darüber erschrecken, nicht daran glauben, denn es gibt sie ja noch nicht, die Liebe, die erwachte, reife Liebe gibt es noch nirgendwo in der Welt in grossem Stil, weil wir die Unsicherheit und das Verletzlichsein in uns nicht zulassen und das Alleinsein, versuchen wir Regeln zu schaffen, Gebote, Verbote, etwas, woran wir uns halten können, um richtig zu sein, um mit dem Leben umgehen zu können.

Wie wir alle wissen, verhindert kein Tabu, kein Gebot, kein Verbot Missbrauch, Gewalt, Krieg, Trennung. Für diesen grossen Irrtum müssen wir erst erwachen und uns das eingestehen, dass das ein hilfloser Versuch ist. Wir müssen das auch nicht verurteilen; es passt zu dem, wo wir grad stehen. Es ist folgerichtig. Wer nicht erwacht ist für die Liebe, braucht Regeln, braucht Gesetze. Aber jeder, der tiefer geht und mehr erwacht, weiss, dass Regeln und Gesetze und Gebote die Lebendigkeit, das Leben, Beziehung nur notdürftig regeln können, dass sie der Lebendigkeit, dem Wirklichen, dem Wesen, unserem Sein nie gerecht werden können. Es ist ein billiger Ersatz für das, was uns fehlt, was wir noch nicht in uns und zwischen uns gefunden haben.

Ich behaupte, nur ein freier, liebender Mensch missbraucht nicht. Nur die Liebe bringt Heilung, ermöglicht Heilung. Und wir trauen sie uns nicht zu. Wir verlassen uns mehr auf Sicherheit als auf sie. Damit steht jeder allein, in sich zu schauen, das in sich zu überprüfen, wo er in dieser Auseinandersetzung steht. Nicht mit Moral. Es ist, wie es ist und alles hat seine Gründe. Für die Liebe zu stehen, braucht viel Kraft, Mut und eine grosse Fähigkeit, allein zu stehen, denn sie ist ein Angriff gegen die Unfreiheit. Sie macht Angst, weil sie Gewohnheit zerstört und weil sie sich an keine von Menschen gemachten Gesetze hält, sondern nur an ihr eigenes. Das ist zwar das strengste aller Gesetze, die Liebe hat die grösste Ethik, aber sie passt nicht ins Bild der Rechtschaffenheit und Mittelmässigkeit.

Seid ihr noch mit dieser Verletzlichkeit, diesem wunden Sein in Bezug auf alle und alles? Mit diesem In-alles-Hineinfühlen? Wer der Liebe nicht traut oder wer sich nicht getraut, sich für dieses Grosse, immer Neue, Lebendige, für dieses Wesen Liebe zu öffnen, der hält sich besser an Regeln, denn er würde nachher mit dem Preis, den die Liebe hat, nicht umgehen können, mit den Auseinandersetzungen, mit der Konfrontation, denn die Liebe, sobald sie einen ernstnimmt, beginnt einen zu prüfen. Und auch die Menschen, die sich nicht dafür öffnen, werden einen bekämpfen. Aus dem Ausgeschlossensein heraus, mit dem sie konfrontiert sind, werden sie versuchen, einem alles unterzuschieben, womit Anpassung sie eigentlich selbst in Gefahr bringt. Jemand, der sich an anderen orientiert und an Vorschriften und Regeln, ist verwirrt, der wird nicht unterscheiden können. Jemand, der sich nicht traut, ganz in der Wahrnehmung zu sein, wird nicht klar sehen. Darum ist er gefährdet, zum Missbraucher zu werden, seinen Hunger auszuagieren, seine Bedürftigkeit da hinzutragen, wo sie nicht hingehört. Oder dann eben durch extreme Abgrenzung gewalttätig zu sein, zu verletzen. Jemand, der sich traut, sich zu öffnen für die Liebe, also für dieses Tiefste in uns, für dieses Tiefste zwischen uns, für dieses Wesen, das sich immer da zeigt, wo Einheit entsteht, der muss sich eigentlich keine Sorgen machen, der wird geführt werden, der wird den Weg finden, der darf herausfinden, darf experimentieren. Er darf es noch nicht wissen, sondern in jeder Beziehung – sei das als Therapeutin und Klientin oder Klient, oder Mutter und Tochter oder Sohn oder Freunde, Erwachsene mit Kindern, Lehrer mit Schülern – er wird darin von Moment zu Moment das Stimmige erfühlen. Er wird es nicht wissen im Voraus, wohin die Reise geht, und er hält es aus, nicht zu wissen, wohin die Reise geht, aber er wird allmählich merken, dass er sich auf diesen Prozess verlassen kann . In der Liebe haben auch Fehler Platz, aber es werden nicht Fehler sein wie im geregelten unterdrückten, verbotenen Leben, die Trennung schaffen, die Verletzung schaffen, die Isolation und Einsamkeit schaffen, sondern es wird eine Bewegung sein, in der alle Beteiligten immer wieder neu über Beziehung und über das Leben lernen können. Man muss letztlich ganz allein dafür gehen können, das fordert die Liebe. Man kann sie nicht zusammen gemeinsam entfalten. Das kommt dann daraus, aber immer wieder steht man ganz allein darin. Aber es ist auch gut. Darum machen wir solche Veranstaltungen wie diese. Darum leben wir in Gemeinschaft. Darum machen wir Supervisionen. Es ist gut, sich immer wieder auszutauschen, sich überprüfen zu lassen, zusammen zu forschen, voneinander zu lernen, einander auch das Vertrauen zu geben, das ein Leben funktionieren könnte, indem ich mich auf nichts ausser auf Wirklichkeit stütze.

Ich bin den Menschen unheimlich dankbar, die da vorangegangen sind. Das war für mich in ganz jungen Jahren das Ankommen, das Ankommen in der Welt und dann auch in mir, dass es da Menschen gab, die sich getraut haben, wirklich zu sein, sich mit mir auf ein Experiment einzulassen, sich einzulassen auf das Wesen, das ich bin, und die – da muss ich ... ja, nicht widersprechen, aber das präzisieren – die sich nicht nur auf Wahrnehmung eingelassen haben, sondern auch auf Handlung.

Wir haben grad mehr begonnen, das abzugrenzen, also zu sagen, es geht vor allem um Wahrnehmung, weil wir oft eben in die Schublade gesteckt werden, dass wir unstimmig handeln, dass wir Kinder missbrauchen, dass wir Klienten, Klientinnen missbrauchen. Also, die ganze Auseinandersetzung wird von denjenigen, die sie selber nicht führen, in eine Ecke gedrückt, wo wir für Übergriff, Missbrauch, Unstimmigkeit stehen mit allen Konsequenzen, die das hat mit Ausschluss aus Fachgesellschaften, Morddrohungen, Drohungen, dass unsere Häuser angezündet werden, Störungsaktionen, Diffamierungen in der Presse und überall. Das gehört dazu, wenn man sich aus dem Mittelfeld hervortut und vorangeht in der Entwicklung, etwas lebt oder versucht, was es noch nicht gab. Ich verstehe auch, dass das vielen von uns Angst macht, das ist auch sehr bedrohlich manchmal, aber ich finde es auch wichtig, trotzdem hinzustehen, zu sehen und zu sagen, eine freie Wahrnehmung handelt auch frei. Aus Wahrnehmung, aus der Liebe kommt Handlung. Das muss auch frei sein oder mit der Zeit sieht man: Wenn ich das nicht befreie, ist die Energie in mir nicht ganz und auch die Liebe nicht ganz, dann bin ich dort noch korrumpierbar oder noch angepasst, noch abhängig. Ich getraue mich noch nicht, mich dem zu stellen, was geschieht, wenn ich diese Grenze aufhebe. Aus einer liebenden, ganz in der Wahrnehmung ruhenden Aufmerksamkeit wird nie etwas Grobes, Gewalttätiges, etwas Übergriffiges oder Unstimmiges kommen, aber vielleicht etwas Neues, etwas Ungewohntes, etwas, was eben nicht den üblichen Bildern entspricht. Darf mein Klient die grösste Liebe meines Lebens sein? Darf ich die grösste Liebe meines Lehrers sein? Darf eine unbeschränkte, sinnliche Liebe zwischen meinem Sohn und mir erblühen? Und wir sind dann ganz allein damit und finden – zuerst nur du und ich und dann auch alle, die davon betroffen sind – einen ganz neuen eigenen Weg, wie diese Beziehung und diese Liebe sich entfalten will. Und keiner kann uns das nehmen oder dreinreden. Wenn nicht, ist es gut, wenn wir nicht in Handlung gehen, wenn wir uns an die Grenzen, die vorgegeben sind, halten, aber ich würde die Lebensqualität und die Freude und die Tiefe, die Lebendigkeit und und Glück, das aus solchen Schicksalsbeziehungen erwächst, nicht missen wollen in meinem Leben. Dafür, bin ich überzeugt, sind wir unterwegs, dahin ist die Evolution unterwegs. Wir betonen das mit Mutter und Sohn oder Lehrer und Schülerin oder Therapeutin und Klient ja nur, weil es in diesen Beziehungen so explizit verboten ist. Aber darf es da sein zwischen dir und jedem hier, zwischen uns, dass uns niemand mehr dreinreden kann, was wir zusammen leben, was aus unserer Verbindung erblühen will und dass es etwas Aussergewöhnliches und Grosses werden darf, wenn es sein soll?

Was für ein Glück, auf einen Therapeuten oder eine Therapeutin zu treffen, die den Mut hat, mich wirklich zu sehen und zu lieben und mit mir zusammen herauszufinden, was es braucht, dass ich heil werden kann, und dass wir uns dann als erwachsene, freie Menschen gegenüberstehen können. Was für eine Freude, eine Mama oder einen Papa zu haben, die es zulassen können, dass ich, auch wenn ich erwachsen werde als Tochter oder als Sohn, meine ganze Liebe hemmungslos in die Beziehung geben kann und sie dasselbe machen und wir dann die ganz, ganz neue Geschichte zusammen entdecken und leben können, die frei sein wird von Gewalt und Missbrauch und Übergriff.

Das Inzesttabu in der Psychiatrie – von Anne Lehnerer

Dieser Vortrag möchte verschiedene Aspekte des Inzesttabus, wie sie im Alltag einer psychiatrischen Akutstation auftreten, beleuchten. Dabei gehe ich vom Inzesttabu als Ursprung von Wahrnehmungsbarrieren sowie tief gesellschaftlich verankerter Denk- und Verhaltensgeboten und -verboten aus. Diese bilden sich auch im Mikrokosmos des Beziehungsgeflechtes auf einer psychiatrischen Akutstation ab. Es gilt, sich dieser Dynamiken bewusst zu werden, sie in Frage stellen und ergründen zu dürfen als wechselseitig sich befruchtender Prozess in der herausfordernden Aufgabe, schwerst psychisch erkrankten Menschen zurück ins Leben zu helfen, in dem es nicht um schnelle Lösungen und Antworten geht, sondern darum, miteinander und auf Augenhöhe herauszufinden, was es dafür eigentlich wirklich braucht.

Ich möchte in meinem Vortrag verschiedene Aspekte des Inzesttabus, wie sie im Alltag einer psychiatrischen Akutstation auftreten, beleuchten und um mich dem Inzesttabu und seinen verschiedenen Erscheinungsformen auf einer psychiatrischen Akutstation ein bisschen anzunähern, woher wir kommen als Psychiater und Psychotherapeuten in der Psychiatrie und um ein Gefühl für den Wandel, der sich abzeichnet, zu bekommen, wohin es sich vielleicht bewegt, möchte ich zuerst einen kleinen Überblick über die Psychiatriegeschichte über die Jahrhunderte hinweg geben.

Geschichte der Psychiatrie

Bereits aus dem Altertum kennen wir Beschreibung und Behandlung des Wahnsinns, und den Ansatz, Geisteskrankheiten zu erklären und zu behandeln, z. B. mit der schon im Altertum entwickeltem Humoralpathologie, der Viersäftelehre. Die Humoralpathologie war einer der ersten Versuche, sich den Themen «Krankheit» und insbesondere «psychische Krankheit» systematisch zu nähern, indem man sich von der Annahme, seelische Beeinträchtigungen seien eine Strafe der Götter, allmählich löste.

Im späteren Mittelalter wurden Krankheitssymptome wieder verstärkt mit Teufelsbesessenheit gleichgesetzt als Ausdruck des Wirkens dämonischer Mächte oder als Strafe Gottes für begangene Sünden. Betroffene wurden als Hexen und Zauberer durch die Inquisition verfolgt und bestraft. Wer nicht getötet wurde, wurde aus den Dorfgemeinschaften ausgeschlossen. Im 17. und 18. Jahrhundert wurden Spitäler üblich, die aber eher Gefängnissen (Zuchthäusern) glichen und in denen die Insassen angekettet wurden. Die Unterbringung erfolgte zusammen mit Armen, Prostituierten, Landstreichern, Krüppeln und Straftätern. Ärztliche Versorgung gab es keine, nur Wärter.

Ab der Aufklärung im 18. Jahrhundert fand mehr systematische Versorgung von psychisch Kranken durch Ärzte statt. Verhaltensstörungen wurden als medizinisches Problem gesehen, Krankheitsbilder präzise beschrieben. Ein Hauptvertreter dieser Bewegung war der Franzose Philippe Pinel, der „Die Befreiung der Irren von ihren Ketten" postulierte, und ein Mitbegründer war der modernen psychiatrischen Diagnostik, die sich erneut von dem christlich-religiösen Sündenverständnis löste und psychische Erkrankungen systematisch und methodisch untersuchte.

Trotz erster Ansätze einer humaneren Psychiatrie im Geiste der Aufklärung herrschten in den in Europa weitflächig entstehenden psychiatrischen Anstalten bis in die neueste Zeit hinein zum grossen Teil menschenverachtende Zustände. Psychiater sahen Geisteskrankheiten als Erkrankung der körperlosen Seele. Die Behandlung sollte die Seele durch brutale körperliche Methoden erschüttern. Zum Einsatz kamen Peitschen, Stöcke, Fixierbetten oder der berüchtigte Drehstuhl, auf dem der Patient so lange gedreht wurde, bis er ohnmächtig wurde oder ihm das Blut aus Mund und Nase schoss. Andere Methoden waren das Eintauchen in eiskaltes Wasser, Dauerbäder, Zwangsstehen, die Verabreichung von Brech- und Abführmitteln, das Auspeitschen mit Brennnesseln oder der Einsatz von Strom („Elektroschocks"). Einmal in einer Anstalt gelandet, vegetierten die meisten der Insassen für den Rest ihres Lebens vor sich hin.

Im 19. Jahrhundert entwickelten sich zunehmend sozialpsychiatrische Bewegungen. Es entstand die «No-Restraint-Bewegung» in England, die sich schnell durchsetzte und zu einer deutlichen Reduktion von Fesselungen führte. Weitere humane Behandlungsprinzipien wie soziale Veranstaltungen und Betätigung in Handwerk und Landwirtschaft wurden eingeführt.

Die Moderne: Psychiatrie als akademische Wissenschaft

Bis Ende des 19. Jahrhunderts hatte sich die Psychiatrie als akademische Wissenschaft etabliert. Zunehmend veränderte sich die Ansicht von psychischen Störungen, «Störungen der Verstandestätigkeit», hin zu einem differenzierteren Blick. Ein Vertreter war Emil Kraepelin, ein deutscher Psychiater (1883-1969), der die Auffassung vertrat, Wahnerleben sei auf eine gestörte Hirnfunktion zurückzuführen, was bis heute aktuell ist. Er unterteilte die Psychosen in das «manisch-depressive Irresein» und die «Dementia praecox»; dieser Begriff wurde später von dem Schweizer Psychiater Eugen Bleuler (1857-1939) durch «Schizophrenie» ersetzt. Bleuler prägte auch zahlreiche andere Begriffe der Psychiatrie wie Tiefenpsychologie, Autismus oder Ambivalenz und führte die Psychoanalyse nach Sigmund Freud in die Psychiatrie ein. Neurosen standen zunehmend im Mittelpunkt der Psychiatrie sowie Hypnose und Psychoanalyse als moderne Behandlungsverfahren.

Im ersten Weltkrieg traumatisierte Soldaten (Kriegszitterer) wurden mit Stromschlägen behandelt. Zwischen 1915 und 1918 kamen in psychiatrischen Anstalten etwa 70'000 Patienten ums Leben, meistens durch Tod an Unterernährung. 1920 erschien die Schrift «Vernichtung lebensunwerten Lebens», massgeblich mitverfasst von dem Psychiater Alfred Hoche. Viele psychiatrische Krankheiten wurden als erblich eingestuft. 1934 trat das «Gesetz zur Verhütung erbkranken Nachwuchses» in Kraft; in Folge wurden bis 1945 insgesamt ca. 350'000 Menschen zwangssterilisiert, etwa 5'000 überlebten dies nicht. Im Rahmen der sogenannten «Aktion T4» sowie der Kinder-Euthanasie wurden ca. 100'000 psychisch Kranke in deutschen Anstalten ermordet. In anderen Ländern wurde mit somatischen Behandlungsmethoden experimentiert: Cardiazol-Schocktherapie (künstliches Hervorrufen epileptischer Anfälle), EKT, Psychochirurgie (Lobotomie).

Psychiatrische Pharmakotherapie

Zwischen 1948 bis 1963 wurden in rascher Folge die ersten Substanzen der heute gebräuchlichen, wichtigsten Psychopharmakagruppen eingeführt, was als grosser Durchbruch in der modernen Psychiatrie galt: Neuroleptika (Chlorpromazin 1952, Haloperidol 1958), Antidepressiva (Imipramin 1957), Phasenprophylaktika (Lithium 1948) sowie die beiden ersten Vertreter der Schlaf- und Beruhigungsmittel vom Benzodiazepintyp (Chlordiazepoxid 1960, Diazepam 1963). Diese ersetzten brachiale Behandlungsmethoden wie Eisbäder oder Elektroschocks, brachten jedoch ganz neue Probleme mit sich.

Ausserdem begann man seit Ausgang des Zweiten Weltkrieges, die Kriterien für die Erfassung psychischer Störungen weltweit zu standardisieren. Massgeblich bis heute ist der „International Code of Diseases" (ICD) mit einem eigenen Kapitel für psychische Erkrankungen seit 1948. Ein zweiter wichtiger Kriterienkatalog ist das «Diagnostic and Statistic Manual of Mental Disorders» (DSM) der American Psychiatric Association, das seit 1952 in den USA herausgegeben wird.

Gleichzeitig formierte sich die Antipsychiatrie-Bewegung, die die traditionelle psychiatrische Behandlung grundlegend infragestellte und eine sehr kritische bis ablehnende Position gegenüber Krankheitsdiagnosen, psychiatrischen Einrichtungen, Zwangsmassnahmen und Medikation einnahm. Auch die immer noch überwiegend desolaten Zustände in den psychiatrischen Institutionen als reine Verwahranstalten und das ungleiche Verhältnis zwischen Arzt und Patient wurde kritisiert. Zudem forderte die Antipsychiatrie, die Geschichte der Psychiatrie während des Nationalsozialismus aufzuarbeiten, Betroffene zu rehabilitieren und Überlebende zu entschädigen. Als Folge beschäftigte sich der Deutsche Ärztetag 1970 erstmalig (!) in seiner Geschichte mit der psychiatrischen Versorgung. Am 31.08.1971 wurde die Psychiatrie-Enquete beschlossen, 1975 erfolgte die Veröffentlichung eines «Berichts über die Lage der Psychiatrie in der BRD», indem die Brutalität in psychiatrischen Krankenhäusern sowie ein Mangel an ambulanten Versorgungsmöglichkeiten und ergänzenden Behandlungsformen aufgezeigt wurde. Über 70 % der Patienten waren gegen ihren Willen behandelt worden. Dies führte zu einer Reihe von Reformen mit dem Ziel, die Situation von Patienten zu verbessern. In der Folge gelang es, die Bettenzahl in den Schlafsälen der Psychiatrien zu verringern, die personelle Ausstattung zu verbessern, ambulante Einrichtungen wie den Sozialpsychiatrischen Dienst auszubauen, betreute Wohnmöglichkeiten zu schaffen, statt Langzeitpatienten auf Dauer lediglich zu «verwahren», die stationäre Versorgung zu regionalisieren und die Dauer der stationären Aufenthalte zu verkürzen.

Die postmoderne Psychiatrie ab den 1990er Jahren

Trotz des biologischen Ansatzes – die Ursache für psychische Störungen ist vor allem in einer Stoffwechselstörung des Gehirns zu finden, der die Grundlage ist für die milliardenschwere Forschung und Entwicklung neuer Psychopharmaka – hat sich inzwischen doch die Ansicht durchgesetzt, dass psychische Krankheiten nicht nur monokausal zu erklären sind, sondern ein Zusammenspiel sind aus genetischen, sozialen und psychologischen Faktoren.

Seit 1992 gibt es die neue FA-Bezeichnung: Psychiatrie und Psychotherapie. Psychotherapieverfahren erhielten in der Ausbildung von Psychiatern einen neuen Schwerpunkt. Die Psychiatrie, wie wir sie heute im allgemeinen vorfinden, entwickelte sich aus den oben genannten Empfehlungen der Psychiatrie-Enquete heraus. Die Kernanliegen der Antipsychiatrie-Bewegung jedoch – das Konzept psychischer Krankheiten generell zu hinterfragen und die Psychiatrie als System umzugestalten – wurden nicht umgesetzt, ausser vielleicht in Italien, wo 1978 das Gesetz 180 («Legge centottanta») verabschiedet wurde, das unter anderem die Auflösung aller psychiatrischen Anstalten in Italien vorschrieb und die psychiatrischen Konzepte in Frage stellte.

Trotz vieler Veränderungen gibt es in den meisten Kliniken in Deutschland und in der Schweiz nachwievor Zwangsmassnahmen wie Isolationen, Fixierungen, Medizierung gegen den Willen des Patienten. Das ungleiche Verhältnis zwischen Arzt und Patient wird immer noch nur wenig hinterfragt. Dies und die Reduktion von Zwangsmassnahmen steht im Vordergrund einer Bewegung, die einen anderen Umgang mit psychisch Kranken finden will, die neue Ansätze sucht und neue Wege gehen will.

Das Inzesttabu in der Psychiatrie

Samuel Widmer spricht in seinem Vortrag über das Inzesttabu in der Psychotherapie davon, dass in der der Therapiestube zu Beginn immer ausser den beiden körperlich anwesenden Personen Klienten und Therapeut noch die Familie des Klienten und in der Regel auch die des Therapeuten (je nach Selbsterkenntnisstand), alle Angehörigen, Partner, Ahnen und Urahnen mit im Raum sind. Dies sind Prägungen aus all unseren bisherigen Beziehungserfahrungen (am bedeutendsten sind die engsten und ersten Beziehungen zu Vater, Mutter, Geschwistern und anderen nahen Bezugspersonen), die in die aktuelle Beziehung übertragen werden und in all unseren Begegnungen mitschwingen. Dies ist natürlich nicht nur dort so, auch in anderen, ja, eigentlich allen Beziehungskonstellationen, interagieren wir aus einem Feld persönlicher (und kollektiver) Beziehungen und Beziehungsmuster. Dieses Feld erweitert sich, wenn mehrere Menschen in einem bestimmten Kontext zusammenkommen wie z. B. auf einer psychiatrischen Akutstation. Dort herrschen zusätzlich zu den üblichen gesellschaftlichen Normen und Regeln noch besondere (berufs-)gruppenspezifische Verhaltenskodexe, Bilder und Vorstellungen darüber, wie es auf einer akutpsychiatrischen Station zugeht. Und es schwingt auch all das mit, was sich im Laufe der Jahrhunderte in der Psychiatrie, wie oben beschrieben, abgespielt hat. In diesem Stimmungs- und Schwingungsfeld bewegen wir uns.

Auf der Akutstation, auf der ich arbeite, befinden sich im Durchschnitt zwanzig Patienten, während der Kernarbeitszeit von 8.00 bis 17.00 Uhr in der Regel ein Oberarzt, ein bis zwei Assistenzärzte, 1ein bis zwei Psychologen, drei bis vier Pflegekräfte (davon zwei examiniert, eine Fachkraft Gesundheit, ein Azubi), manchmal eine Sitzwache, manchmal Polizisten (zwei bis sechs, die einen Patienten bringen oder dazugerufen werden müssen für eine Zwangsmassnahme), zwischendurch Kunst- oder Bewegungstherapeuten sowie ein bis zwei Reinigungskräfte, die Besucher natürlich nicht zu vergessen, Angehörige in der Regel, aber auch Mitarbeiter der Kinder- und Erwachsenenschutzbehörde für Anhörungen oder andere Angestellte des Justizvollzugs und nicht zu vergessen Mitarbeitende von Spitex und Wohneinrichtungen – plus die zwanzig Patienten. All diese Menschen stehen zueinander in unterschiedlicher Beziehung, haben nichts über wenig bis viel miteinander zu tun.

Nehmen wir noch einmal das Bild von vorhin mit all den Angehörigen und anderen im Leben eines Menschen bedeutsamen Personen (bewusst oder unbewusst bedeutsam), so ergibt das eine ganze Menge von Gedanken, Meinungen, Bildern, (Wert-)Vorstellungen, Ängsten, Wünschen, Bedürfnissen und Zwängen.

Die Herausforderung besteht darin, zwischen all diesen unterschiedlichen Menschen, Positionen, Wünschen, Vorstellungen etc. zu vermitteln respektive uns derer bewusst zu werden oder – vielleicht – einen roten Faden in dem ganzen «Gewusel» zu finden, etwas, an das wir uns halten können, und da wäre als erstes die Frage: Worum geht es eigentlich? Was wollen wir zusammen und wie erreichen wir das?

Wenn ich schaue, sehe ich die herausfordernde Aufgabe, schwerst psychisch erkrankten Menschen, die in akuten Krisen zu uns kommen, zurück ins Leben zu helfen, und zwar zusammen in einem Team von verschiedenen Menschen mit verschiedenen Aufgaben in diesem Prozess. Dabei wird schnell deutlich, dass es nicht um schnelle Lösungen und Antworten geht, sondern darum, miteinander (alle!) und auf Augenhöhe herauszufinden, was es dafür eigentlich wirklich braucht. In diesem Prozess sind wir sehr aufeinander angewiesen und müssen uns zuerst der Tatsache stellen, dass wir uns oft gar nicht finden in der gemeinsamen Aufgabe, sondern dass da erst mal meine Vorstellung ist, warum ich das mache und was ich darin als meine Aufgabe sehe. Viele meiner Mitarbeitenden sehen das möglicherweise anders.

Ein erster Schritt ist der Austausch darüber innerhalb des Teams. Wie und mit welcher Haltung wollen wir arbeiten? Finden wir uns in einer gemeinsamen Ausrichtung (einer humanistischen, grundsätzlich wertschätzenden, dem Gegenüber immer mit Respekt begegnend)? Können wir uns darüber austauschen, eine gemeinsame Ausrichtung finden? Können wir zusammen herausfinden, wie wir das machen wollen?

In dieser Auseinandersetzung, in der wir direkt und ganz persönlich miteinander in Beziehung treten, stossen wir vielleicht auf Probleme und Autoritätskonflikte. Wie habe ich es mit dir? Wo ist es für mich schwierig, mit dir zusammen zu arbeiten und warum? Wie geht es uns miteinander? Dies erfordert ein hohes Mass an Fähigkeit und Absicht zur Selbsterkenntnis. Wenn das gegeben ist, kann man sich fragen: Inwieweit spielt es eine Rolle, wie die Wirklichkeit in mir aussieht, wie sie zwischen mir und dir ist, auch wenn wir «nur» zusammen arbeiten? Das eine sind beispielsweise Autoritätskonflikte, aber dürften wir einander denn auch lieben? Dürfen wir wahrnehmen, wie die energetische Wirklichkeit aussieht zwischen uns? Hätte das Konsequenzen auf unsere Zusammenarbeit? Wie würde sich Kommunikation verändern? Würde sich das Klima auf der Station verändern und wenn ja, wie?

Das Inzesttabu ist die Grundlage für abgespaltene, verdrängte und unterdrückte Bewusstseinsinhalte. Es ist als Wahrnehmungstabu die Basis für alle unsere Beziehungsmuster, in denen wir bestimmte Gefühle abwehren und kontrollieren, und somit die Abwehr echter Beziehung, echten Bezogenseins. Dies drückt sich auf unterschiedliche Weise aus. Ich habe einige Beispiele ausgewählt, um das zu verdeutlichen:

Patienten verlieben sich. In der Regel ist man sich schnell einig, das das nicht geht und unterbunden werden muss. Die beiden müssen getrennt, auf verschiedenen Stationen behandelt werden oder einer von beiden entlassen. Reflektieren wir dies je? Schauen ganz neu und individuell? Schauen ganz frei, was jetzt das Richtige, was da gut ist? Oder wenn Ober- und Assistenzarzt/ärztin sich verlieben, ist das ein Grund, dass beiden gekündigt wird? Es geht um das Machtgefälle, in dem sich beide bewegen. Dass der /die Oberarzt/ärztin Macht über den/die Assistenzarzt/ärztin hat und darum, dass den Mitarbeitenden – egal ob auf gleicher Hierarchieebene oder quer durch die Hierarchien – kein verantwortungsvoller, bewusster und ehrlicher Umgang miteinander und mit den anderen zugetraut wird. Oder ich habe während eines Gesprächs mit einer sehr verzweifelten Patientin den Impuls, ihre Hand zu nehmen und sie zu halten, unterdrücke diesen aber, da dies ja falsch verstanden werden könnte. Als unstimmig nahes Verhalten eines Mitarbeitenden zu Patienten wird verstanden bei auffälliger körperlicher Nähe im Gespräch, im verbalen Ausdruck, in einem zu «kumpelhaften» Umgang, in zu starkem Betroffensein, sich von Patienten «verwickeln» lassen. Ich beobachte das, habe ein Gefühl von Unstimmigkeit. Wie gehe ich damit um? Ist das überhaupt ansprechbar, wenn eigentlich kein Bewusstsein für diese Fragestellung vorhanden ist? Da fühle ich mich manchmal, als würde ich ein rohes Ei balancieren.

Dürfen wir bezogen sein, in Beziehung sein, in lebendiger Beziehung, mit uns, mit den Patienten? Wir bewegen uns in definierten Rollen, und das Stattfinden von Begegnung ausserhalb dieses Rollenverständnisses ist ein Tabu. Das Tabu der Wahrnehmung – vor allem der sexuellen Energie – macht uns krank, führt dazu, dass wir einander bekämpfen, missbrauchen und verletzen.

Fallbeispiele

- Ein Patient mit christlich-gläubigem Hintergrund trat auf einer Akutstation suizidal ein. Die Ehefrau hatte ihn beim Schauen von Pornos und beim Onanieren erwischt. Die schon recht grossen, teilweise erwachsenen Kinder zu einem Familientribunal einberufen und den Patienten vor ihnen blossgestellt und verurteilt. Er hatte das Gefühl, er sei ein schlechter Mensch. Das tue man nicht. Er sei kein guter Christ. Andererseits gab es in der Beziehung schon lange keinen Sex mehr.

- Der Patient ist ein junger Mann, Mitte zwanzig, chronifizierter Verlauf einer bipolaren Erkrankung, körperliche Gewalt durch den Vater, sexueller Missbrauch in der frühen Jugend, diagnostiziertes ADHS, ein sogenannter „Heavy User" der Psychiatrie mit vielen Aufenthalten, die jeweils keine anhaltende Besserung brachten. Er steht völlig unter Strom und hält sich selbst nicht aus. Er leidet unter massiven Schuldgefühlen, da er immer wieder Prostituierte aufsucht, und unter seinen sexuellen Phantasien.

- Eine Frau, Mitte vierzig, Opfer ritueller Gewalt seit früher Kindheit, sexueller Missbrauch über viele Jahre bis in die Gegenwart durch ein Täternetzwerk im Rahmen organisierten Verbrechens, entwickelt eine dissoziative Identitäts- und schwere Persönlichkeitsstörung mit schweren Selbstverletzungen und Suizidversuchen.

Dies sind Fälle, in denen wir ganz offensichtlich und direkt mit den Auswirkungen des Inzesttabus konfrontiert sind, nämlich mit den Auswüchsen unterdrückter und verirrter Sexualität. Aber auch in vielen anderen Bereichen finden wir das grundsätzliche Tabu der Wahrnehmung von dem, was wahr ist – in mir, in dir, zwischen uns. Wir dürfen nicht hinschauen, dürfen nicht fühlen, nicht wahr werden und sein. Daran krankt die Welt. Daran kranken die Menschen.

Um gemeinsam herauszufinden, was es braucht, um den Menschen, die zu uns kommen, helfen zu können, müssen wir lernen, sie als ganzes Wesen wahrzunehmen, und natürlich auch uns selbst – immer wieder und zuerst – in einem Selbsterkenntnisprozess immer wieder ehrlich zuzuschauen, was unsere Motivation ist, was wir fühlen und denken, wie unsere innere Wirklichkeit aussieht, und wie wir schlussendlich handeln.

Inzwischen findet ein Umdenken in der Psychiatrie statt, mit seinen Anfängen in den Siebzigern mit der Psychatrie-Enquete, die in Italien zum Beispiel den Erlass des Gesetzes 180 zur Schliessung aller psychiatrischen Klinken, initiiert durch Franco Basaglia, bewirkte, und demzufolge tatsächlich die psychiatrischen Kliniken nach und nach geschlossen wurden. Heute gibt es in einem Teil Italiens, z. B. in Triest, eine funktionierende, zum allergrössten Teil gewaltfreie Psychiatrie mit kaum Zwangsmassnahmen bei einer sehr niedrigen Anzahl stationärer Betten, die auf vier Gemeindezentren zur psychiatrischen Versorgung, die zumeist ambulant stattfindet, verteilt sind. Die Menschen kommen ambulant, werden zu Hause besucht und betreut und die Gemeinde wird stärker eingebunden sowie die Familien.

Bei einem Besuch in Triest, in dem ich die dortige psychiatrische Versorgungslandschaft kennenlernen durfte, ist mir aufgefallen, dass die Menschen sich dort gelegentlich berühren. Es finden Umarmungen statt zwischen Patient/in und Patient/in, zwischen Behandler/in und Behandler/in, zwischen Patient/in und Behandler/in, etwas, was man sich in der Schweiz oder auch in Deutschland kaum vorstellen kann. Es gibt inzwischen neue Modelle in der Versorgung akut psychiatrisch erkrankter Menschen, die mehr den Kritikpunkt der Antipsychiater aus den sechziger und siebziger Jahren aufgreifen, nämlich das Ungleichgewicht in der Beziehung zwischen Arzt und Patient und in denen eine

Behandlung auf Augenhöhe angestrebt wird. Das heisst, dass nicht ich weiss, was das Beste ist, sondern ich helfe der Patientin herauszufinden, was das Beste ist für sie – keine Bevormundung, sondern assistierte Entscheidungsfindung, in einer Situation, in der der Mensch mir gegenüber vor allem angewiesen ist auf einen respektvollen und seine Würde wahrenden Umgang mit ihm in einer Situation, in der er selbst vielleicht nicht mehr Herr der Lage ist oder zu sein scheint. Dabei geht es im wesentlichen um Beziehung, authentische Beziehung als Wirkfaktor auch in der Behandlung akut psychiatrisch erkrankter Menschen.

In der heutigen Psychiatrie steht man meiner Ansicht nach gerade an einer Weggabelung. Der eine Weg heisst Beziehung, der andere Kontrolle, eine Bewegung hin zu immer noch mehr Kontrolle, noch mehr Restriktion, noch mehr Verantwortungsabnahme.

In einer neuen Psychiatrie steht der Mensch im Mittelpunkt der Behandlung, der Patient mit seinen individuellen Belangen und die individuelle Beziehung zu diesem Menschen. Im Umgang mit Zwang und Gewalt, eine Auswirkung des Inzesttabus – immer noch ein Teil des heutigen Alltags auf psychiatrischen Akutstationen – geht es darum, Geschehnisse nicht pauschal zu verurteilen, sondern Supervision anzubieten, Gespräche mit allen Beteiligten, um zu verstehen, was passiert ist, also bei Eskalationen Selbsterkenntnis zu betreiben bei allen Betroffenen und einen liebevollen Umgang damit zu finden, damit Personal und Patient daraus lernen, sich gegenseitig besser verstehen und es nicht noch mal zu einer ähnlichen Situation kommt, was eine sehr wirksame und evidenzbasierten Präventionsstrategie wäre und heilsamer als jedes Mehr an Kontrolle und Sicherheitsmassnahmen.

Die Lösung besteht also darin, in einem lebendigen und liebevollen Prozess immer und immer wieder neu gemeinsam zu schauen, was es gerade jetzt braucht.

Das Inzesttabu in der Evolution der Menschheit – Ursprung und Auswirkung des tiefsten Tabus – von Kasia Weidenbach

„Vielleicht liegt die Wurzel unserer Misere, der menschlichen Misere darin, dass wir die ganze Schönheit unseres Lebens opfern, uns von Totems, Tabus, Kreuzen, Blutopfern, Kirchtürmen, Moscheen, Rassen, Armeen, Flaggen und Nationen einsperren lassen, um die Tatsache des Todes zu leugnen, die einzige Tatsache, die wir haben. Mir scheint, wir sollten uns an der Tatsache des Todes erfreuen – ja, sollten beschliessen, unseren Tod zu verdienen, indem wir uns mit Leidenschaft dem Rätsel des Lebens stellen."
James Baldwin[29]

Es ist eine Herausforderung, nach all den vielen Vorträgen der letzten Tage noch etwas zum Inzesttabu zu sagen. Ich möchte noch einmal ganz neu darauf schauen mit euch, und zwar auf die Frage: Was ist eigentlich dieses Inzesttabu? Wo kommt es her? Wie und wann ist es entstanden? Wie wirkt es und wo geht es hin? Ich möchte einbringen, wie das Thema in Wissenschaft und Forschung betrachtet wird.

Das Inzesttabu gilt als *die* universale menschliche Institution, dass heisst, angeblich gab es dieses Tabu zu allen Zeiten in allen menschlichen Gesellschaften. Erforscht haben es ursprünglich die Kulturanthropologen, also diejenigen, die den Menschen in seinem Verhältnis zu seiner Kultur untersuchen.
Kultur bezeichnet im weitesten Sinne alles, was der Mensch selbst gestaltend hervorbringt – im Unterschied zu der von ihm nicht geschaffenen und nicht veränderten Natur. Zur Kultur gehören also sowohl Bau- und Kunstwerke als auch Traditionen, Regeln und Gewohnheiten. Der berühmte Ethnologe Claude Levi-Strauss behauptete, das Inzesttabu sei die Grundlage jeder Kultur.

Wir Menschen sind beides; Kinder der Natur und ein Ergebnis der Kultur. In unserer Kultur gibt es Ansichten und Traditionen, die uns ganz besonders geprägt haben. Die Bibel, Darwin mit der Evolutionstheorie, Freud und sein Ödipuskomplex – jeder kennt diese Namen, und die Lehren, die sie ausgedrückt haben sind tief in uns verwurzelt. Um über den Ursprung und die Evolution des Inzesttabus zu sprechen, muss ich ein wenig ausholen.
Evolution (von lateinisch *evolvere* „herausrollen", „entwickeln") bezeichnet die allmähliche Veränderung der vererbbaren Merkmale der Lebewesen von Generation zu Generation. Das schliesst auch die Entwicklung des menschlichen Bewusstseins ein.

Ich zeige ein Bild, um die Dimensionen der Evolution deutlich zu machen:

---

[29] Nach der Flut das Feuer/The Fire Next Time, dtv (1. Auflage erschien 1963)

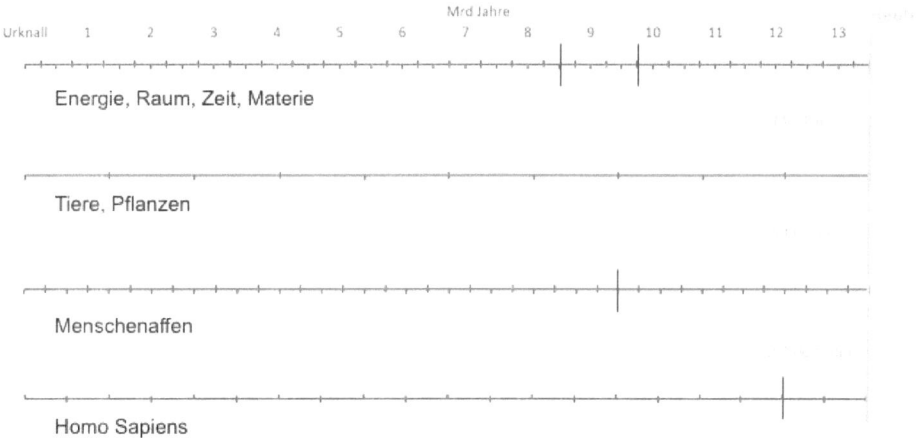

Jede Zeitlinie besteht aus einem kleinen Zeitraum der vorherigen Skala. Vor rund **13,5 Milliarden Jahren** entstanden Energie, Raum, Zeit und Materie in einem Ereignis namens Urknall. Das Sonnensystem und die Erde entstanden. Vor **3,8 Milliarden Jahren** entstanden die ersten, einzelligen Organismen: der Beginn des Lebens auf der Erde. In den letzten **500 Millionen Jahren** entwickelten sich Tiere und Pflanzen, vor **20 Millionen Jahren** die ersten Menschenaffen. Vor **6 Millionen Jahren** trennte sich die Ahnenlinie der Menschen von der der Schimpansen und Bonobos, unseren nächsten Verwandten; **1 Million Jahre** lang kam es noch zu Kreuzungen. Der Mensch richtete sich auf seine Hinterbeine auf und verlor die Körperbehaarung. Vor **200'000 Jahren** erschien der Homo sapiens, lateinisch „kluger, vernünftiger Mensch". Vor **12'000 Jahren** begann die Sesshaftigkeit und die Kultur, wie wir sie kennen, also evolutionär gesehen erst vor sehr kurzer Zeit. Vor etwa **70'000 Jahren** geschah ein evolutionärer Quantensprung.

Yuval Harari erzählt in seinem Buch «Eine kurze Geschichte der Menschheit»[30] davon. Der Homo sapiens entwickelte in erstaunlich kurzer Zeit eine Vielzahl neuer Fähigkeiten, was als *kognitive Revolution* bezeichnet wird. Werkzeuge, Pfeil und Bogen, Musikinstrumente, Malerei, Schmuck, warme Kleidung und auch Lampen und Boote entstanden. Aus dieser Zeit stammen auch die ersten Hinweise auf Religion und Handel. Das Gehirn der Menschen vergrösserte und veränderte sich derart, dass sie in noch nie vorher dagewesener Weise denken und mit einer völlig neuen Form von Sprache kommunizieren konnten. Die Sprache, wie wir sie auch heute noch benutzen, ist ein System, in dem wir mit einer begrenzten Zahl von Lauten und Zeichen eine unendliche Zahl von Sätzen produzieren. Wir können Informationen und auch Klatsch und Tratsch austauschen, was unser soziales Beziehungsgeflecht stärkt und eine bessere und komplexere Form von Zusammenarbeit ermöglicht. Doch das eigentlich besondere an unserer Sprache ist, dass wir über Dinge sprechen können, die es gar nicht gibt! Nur mit der menschlichen Sprache lassen sich Dinge erfinden und weitererzählen. Und nicht nur das: wir können sie uns *gemeinsam* vorstellen. Und diese Geschichten verleihen uns die beispiellose Fähigkeit, flexibel und in grossen Gruppen zusammenzuarbeiten.

Bei Menschenaffen und den frühen Menschen gibt es ebenfalls soziale Kooperation in Gruppen, doch die Grösse einer solchen Gruppe, die durch einfache, soziale Fähigkeiten (Freundschaften,

---

[30] Yuval Noah Harari, Eine kurze Geschichte der Menschheit, Random House 2013

Bündnisse, Austausch von Informationen) zusammengehalten wird, beschränkt sich auf bis zu 150 Personen.

Dem Homo sapiens ist es im Laufe der Zeit gelungen, Millionen Menschen zu organisieren. Jede gross angelegte menschliche Unternehmung ist fest in gemeinsamen Geschichten verwurzelt, die nur in den Köpfen der Menschen existieren. Religionen, Nationen und Konzerne basieren auf gemeinsamen Mythen. Alle Katholiken der Welt verstehen sich problemlos, weil alle an den gleichen Mythos von Gott, Jesus und Kirche glauben. Zwei Mitarbeiter eines Konzerns, die einander noch nie gesehen haben, können um den halben Erdball hinweg zusammenarbeiten, weil sie an die Existenz von Konzernen, Aktien und Dollars glauben. Da die menschliche Zusammenarbeit auf Mythen beruht, kann man diese auch verändern und neue Geschichten erzählen. Dadurch kann der Homo sapiens jederzeit eine Revolution anzetteln und sein Verhalten ändern. Kein anderes Tier ist in der Lage, die eigene Gesellschaft völlig umzukrempeln, so intelligent und erfindungsreich es auch sein mag. Die gewaltige Vielfalt der Wirklichkeiten, die der Homo sapiens erfand, und die gewaltige Vielfalt von Verhaltensweisen, die sich daraus ergab, machen das aus, was wir als «Kultur» bezeichnen.

Sexuelle Selektion

Was kann eine solche rasante Entwicklung bewirkt haben? Evolutionsbiologen wie zum Beispiel Stefan Berking meinen, dass es mit der sexuellen Selektion zu tun haben könnte. Dazu muss ich ein paar Begriffe erklären: Die Evolutionstheorie, die auf Charles Darwin zurückgeht, besagt, dass neue Eigenschaften aufgrund von spontanen Änderungen des Erbguts entstehen; dies nennt man **Mutation**. Die neue Eigenschaft kann vorteilhaft oder nachteilig für das Überleben sein. Ob die Mutation überlebt, sich weiterverbreitet oder gar durchsetzt, entscheidet die **Selektion** (Auswahl durch die Natur) und der Zufall. Den Vorgang, dass sich nur die vorteilhaften Mutationen durchsetzen, nennt man **Selektionsdruck**. Man unterscheidet zwischen **natürlicher** und **sexueller Selektion**. Bei der natürlichen Selektion setzen sich die Mutationen durch, die für das Überleben am vorteilhaftesten sind. Anders funktioniert die sexuelle Selektion. Hier ist die Frage, wer als Partner attraktiv ist und eher gewählt wird. Dabei entscheidet entweder die Kraft, indem zwei miteinander kämpfen und der Stärkere sich fortpflanzen kann, oder das Schönheitsideal. Zum Schönheitsideal gehören allerdings nicht nur äusserliche Merkmale, sondern auch Verhaltensweisen und Fähigkeiten. Die Merkmale, die den Tieren gefallen und die sie bei der Partnerwahl beeinflussen, müssen aber nicht unbedingt vorteilhaft für das Überleben sein, manchmal sind sie sogar ein Nachteil. Dann wirken sexuelle und natürliche Selektion einander entgegengesetzt. Das beste Beispiel ist der Pfau, der aufgrund der sexuellen Selektion einen langen, prächtigen Schwanz hat, weil dieser den Weibchen gefällt. Dieser ist jedoch gar nicht praktisch ist, wenn man sich bewegen oder vor Feinden fliehen will. Üblicherweise haben Tiere der gleichen Art alle ein identisches Schönheitsideal, das die Wahl des Partners beeinflusst. Dies bewirkt, dass alle gleich aussehen, weil andersartige Individuen keinen Partner finden.

Der Mensch wählt seinen Partner nach einem Schönheitsideal, das seinem eigenen Bild ähnelt. Als Vorbild dient der gegengeschlechtliche Elternteil. Diese Art sexueller Selektion bewirkt eine Vielzahl von Gestaltvarianten, weil abweichendes Aussehen oder Verhalten nicht mehr zu Ausschluss führt, sondern sich ähnliche Menschen zueinander hingezogen fühlen und dadurch spezielle Merkmale an ihre Nachkommen weitergeben.

Dieses Prinzip macht man sich in der gezielten Zucht zunutze. Dadurch kommen zum Beispiel die vielen unterschiedlichen Hunderassen zustande, indem man immer ähnliche Tiere miteinander paart. Die Folge vieler verschiedener Gestaltvarianten ist eine ausserordentliche Flexibilität und schnelle Anpassungsfähigkeit an veränderte Umweltbedingungen innerhalb kurzer Zeit.

Der Homo sapiens verbreitete sich über die ganze Erde. Wir erfanden immer effektivere Jagdmethoden und Werkzeuge. Dadurch wurden wir allen anderen Säugetieren derart überlegen, dass über die Hälfte der grossen Pflanzen und Tierarten innerhalb kurzer Zeit ausgestorben war, einschliesslich aller anderen Menschenarten.

Die Menschen in dieser Zeit waren wahrscheinlich die gesündesten, klügsten, geschicktesten und entspanntesten der Geschichte. Sie mussten wache Sinne, vielfältige Fähigkeiten und ein grosses Wissen gehabt haben und ausserdem noch die Fähigkeit, friedlich in Gruppen zusammen zu leben. Sie hatten die grössten Gehirne in der Geschichte der Menschheit, ernährten sich am gesündesten, hatten wahrscheinlich ein sehr entspanntes Sexualleben und viel freie Zeit. Sie hatten sehr wenig Besitz und es gab wahrscheinlich kaum Gewalt, denn es gab reichlich Raum und Nahrung für alle.

Sesshaftigkeit

Vor etwa 12'000 Jahren begann eine neue Entwicklung. Immer mehr Menschen wurden sesshaft und begannen, Häuser zu bauen, Tiere zu halten und Ackerbau zu betreiben. Dies bedeutete den grössten Umbruch in der Geschichte der Menschheit, daher wird dieser Wandel als **neolithische Revolution** bezeichnet (von Neolithikum = Jungsteinzeit). Damit begann ein hartes Leben mit schwerer Arbeit von früh bis spät, schlechter und einseitiger Ernährung, Infektionskrankheiten, Hungersnöten und Gewalt. Eine gute Beschreibung dieser Zeit ist die biblische Vertreibung aus dem Paradies und das Leben in Mühsal und Leid, das danach folgte. Das grosse Rätsel der Evolution ist, warum die Menschen ihre Lebensweise änderten, wenn sie im Vergleich zu der früheren nur Nachteile hatte. Hatte der Traum von einem besseren Leben die Menschen ans Elend gefesselt?

Es muss ein fundamentaler Wandel im Denken und Erleben der Wirklichkeit geschehen sein. Der entscheidende Punkt, der mit dem Beginn der Sesshaftigkeit ins Spiel kam, ist der Besitz. Das Streben nach Besitz hat weitreichende Konsequenzen. Die patriarchale und hierarchische Gesellschaft war entstanden. Von nun an waren Besitz und Wettbewerb die treibenden Kräfte. Die Männer übernahmen die Führung, Frauen und Kinder waren fortan, ebenso wie Häuser, Tiere und Land, im Besitz der Männer, die miteinander konkurrierten. Aufgrund von Besitz- und Erbrechten musste die Vaterschaft gesichert werden, daher wurde insbesondere die weibliche Sexualität kontrolliert, unterdrückt und letztlich verleugnet. Paarbindung, Familie und damit auch Prostitution entstanden. Gewalttätige Auseinandersetzungen aufgrund von Eroberung und Verteidigung von Besitz kamen auf, die Grundlagen für Aufrüstung und Krieg waren gelegt.

Warum dieser Wandel? Und warum setzten sich die Männer durch, obwohl die Frauen wahrscheinlich unter den Jägern und Sammlern frei und gleichwertig mit den Männern lebten, vielleicht sogar eher die Führung hatten? Welche Frucht hatten Adam und Eva vom Baum der Erkenntnis gegessen? «Da gingen beider Augen auf, und sie erkannten, dass sie nackt waren.» Die Scham war in die Welt gekommen, die Unschuld verloren. Scham gilt als die erste Kulturleistung des Menschen. War Kultur entstanden? War es eine halluzinogene Pflanze gewesen, die ihnen neue, bisher unbekannte Möglichkeiten des Menschseins eröffnet hatte? Oder war die neue Bewegung von einigen ausgegangen, die sich plötzlich ausgeschlossen gefühlt hatten und dem entgegenwirken wollten, indem sie etwas besassen und von den anderen abgrenzten? Oder hatten die Menschen, vielleicht auch mit Hilfe von Zauberpflanzen, die Tatsache ihres Todes gesehen, und hatte das sie überfordert und erschreckt?

Manche sagen, die neolithische Revolution sei der Beginn des Fortschritts und des Erfolgs gewesen. Andere halten sie für die grösste Katastrophe für die Menschheit und die Erde. Jedenfalls sind in den letzten zwölftausend Jahren grosse Taten vollbracht worden.

Im Wettbewerb um Macht war Erfindungsreichtum gefragt. Das Rad wurde erfunden und viele andere Dinge, um sich die Arbeit zu erleichtern. Die Mathematik, das Geld und Zinssystem, die Schrift, der Buchdruck wurden geboren. Elektrizität, die Atombombe, Antibiotika, Kunstwerke, Computer, Schulen, die virtuelle Realität und all die Forschung, die es mir heute ermöglicht, einen Vortrag über die Evolution der Menschheit zu halten, kamen in die Welt. Imperien und Religionen wurden gegründet und auch vernichtet. Ausserdem entstanden viele neue Krankheiten. Abgesehen von den Infektionskrankheiten und chronischen Erkrankungen aufgrund des ungesunden Lebenswandels vermehrten sich Depressionen, Psychosen und Sucht.

Hysterie

Eine der ersten Krankheiten, die je formal beschrieben wurde, ist die Hysterie. Seit dem zweiten Jahrtausend vor Christus wird die Ursache der Krankheit in der «erkrankten» Gebärmutter gesehen. (Hystera – Griechisch für Gebärmutter). Man ging davon aus, dass die Gebärmutter, wenn sie nicht regelmässig mit Samen gefüttert werde, im Körper suchend umherschweife, bis zum Herzen aufsteige und sich dann am Gehirn festbeisse. Dies führe zum typischen „hysterischen" Verhalten, einer Vielzahl psychischer und körperlicher Symptome wie Depressionen, Wahnvorstellungen, Suizidalität, Lähmungen oder Krämpfen.

Die Therapie bestand, neben brutalen Methoden wie Elektroschocks, der Ovarienpresse oder später der operativen Entfernung der Klitoris, darin, die Patientinnen möglichst zu verheiraten, damit sie regelmässig Geschlechtsverkehr hatten, oder sie immer wieder zum «hysterischen Paroxysmus», sprich zum Orgasmus zu bringen und sie dadurch zu beruhigen. Die Frauen wurden von Ärzten jahrhundertelang mit manuellen Massagen therapiert, bis Anfang des 20. Jahrhunderts der Vibrator erfunden wurde. Erst 1952 wurde die Hysterie aus der Liste anerkannter Diagnosen entfernt.

Heute sind Ärzte schockiert, von einer solchen Therapie zu hören, denn selbst eine Berührung gilt in der Arzt-Patient-Beziehung als heikel. Das Bedürfnis nach erotischem Kontakt treibt, wenn es unterdrückt wird, die seltsamsten Blüten. In der zweiten Hälfte des 20. Jahrhunderts war die Hyperventilation unter Frauen sehr verbreitet. Das Hauptsymptom ist die Tetanie, bei der sich der ganze Körper verkrampft, ähnlich wie bei der Hysterie. Die Therapie bestand, da die Ursache der Krämpfe ein Ungleichgewicht der Elektrolyte im Blut ist, in einer Kalziumspritze. In Scharen kamen die Frauen in die Praxen ihrer Hausärzte und bettelten atemlos um ihr Kalzium. Dies nahm derartige Ausmasse an, dass die Behandlungsrichtlinien geändert wurden. Heute wird empfohlen, bei Hyperventilationskrämpfen eine Plastiktüte über Mund und Nase zu stülpen, was durch die Rückatmung von CO_2 ebenso gut wirkt, jedoch nicht das gleiche Suchtpotential aufweist wie die Spritze.

In den neunziger Jahren wurde eine neue Klasse von Antidepressiva entwickelt, die Serotoninwiederaufnahmehemmer (SSRI), die als modern und gut verträglich gelten. Seitdem hat die Einnahme dieser neuen, beliebten Stimmungsaufheller vor allem bei Frauen immer weiter und zuletzt massiv zugenommen; immer häufiger werden auch Kinder damit behandelt. Eine der häufigsten «Nebenwirkungen» ist die Verminderung der sexuellen Lust und Hemmung des Orgasmus. Und – immer mehr junge Menschen leben ganz ohne Sex. Wer meint, die sexuellen Probleme und Tabus hätten sich im Laufe der Jahrhunderte geändert, muss einfach etwas genauer hinschauen.

Was ist nun die menschliche Kultur, die alle Vielfalt der verschiedenen Kulturen enthält, die allen zugrundeliegt? Der Glaube an Konkurrenz und Wettbewerb, der Wunsch zu besitzen, zu gewinnen, die Angst, zu kurz zu kommen oder ausgeschlossen zu sein,die Angst vor der Natur und vor dem Tod, der Glaube an die Notwendigkeit von Kontrolle und Regeln in allen Bereichen, auch oder vor allem in zwischenmenschlichen Beziehungen.

Gibt es einen Mythos, der allen Menschen gemeinsam ist unabhängig von Rasse, Religion, Herkunft oder sozialem Status? Gibt es einen Mythos, der die gesamte Kultur der Menschen trotz aller Unterschiede der Ansichten und Glaubenssysteme zusammenhält? Der Konkurrenz und Angst und alles, woran die Menschheit seit zwölftausend Jahren glaubt, aufrechterhält? Ist es der Mythos vom Inzesttabu? Die tiefe, uns eingepflanzte Überzeugung, dass wir eine Grenze von Angst zwischen Eltern und Kindern und zwischen dir und mir brauchen, da sonst die gesellschaftliche Ordnung zusammenbrechen würde?

Kulturanthropologie

Eine Erklärung für das Inzesttabu zu finden, war in den letzten 150 Jahren ein Hauptanliegen der Kulturanthropologie. Es wurde allgemein angenommen, dass es sich um ein universales Tabu handelt. Josephine Rijnaarts, eine Niederländerin, hat diese Forschung schön zusammengefasst.

Fast alle Kulturen verbieten Inzest, also sexuelle Verbindungen und Heirat innerhalb der Kernfamilie (obwohl es auch davon Ausnahmen gegeben hat. In vielen Kulturen praktizierten Könige und Herrscherfamilien systematisch Inzest). Die Kulturanthropologen beschreiben nicht nur, wie das Inzesttabu in anderen Gesellschaften geregelt wird, sie zerbrechen sich auch seit eh und je den Kopf über Ursprung und Funktion dieses Tabus, für das es, wie sie meinen, doch eine gleichfalls universale Erklärung geben müsse. Darunter gibt es ein paar Theoretiker, die in der Diskussion den Ton angeben. Diese haben unser Denken stark geprägt, denn fast alle Forscher, die ihnen nachfolgten, haben auf ihren Gedanken aufgebaut. Claude Levi-Strauss erwähnte ich bereits. Sigmund Freuds Buch «Totem und Tabu» ist ein Standardwerk. In fast allen Untersuchungen wird an irgendeiner Stelle beiläufig erwähnt, dass die Übertretung des Inzestverbots nicht weniger universal sei als das Verbot selbst. Es gibt darin also einige Widersprüche und Ungereimtheiten.

Totemismus und Urhorde

Sigmund Freud interessierte sich für diese Forschungen, weil er annahm, das dies dem Verständnis der Psyche, seinem eigentlichen Forschungsgebiet, nützlich wäre. Er nahm an, dass zwischen der Entwicklung der Kultur und der des Individuums eine Analogie besteht, dass also jedes Kind innerhalb weniger Jahre die Geschichte der Kultur noch einmal durchläuft. Diese Annahme setzt voraus, dass es eine «Massenpsyche» gibt, die zum einen alle Menschen verbindet und sich andererseits auch gesamthaft weiterentwickeln kann, indem psychische Merkmale und Fähigkeiten vererbt werden.

Ebenso wie Levi-Strauss versteht Freud das Inzesttabu als Bedingung für Kultur und eine funktionierende Gesellschaft. Und er schliesst aus der Tatsache, dass das Inzesttabu sogar in den ältesten und primitivsten Kulturen der Welt vorhanden ist, dass es eine starke, natürliche Neigung zu Inzest im Menschen gibt. In «Totem und Tabu» findet man als Beispiel ein australisches Volk, das nach dem System des Totemismus lebt. Die Stämme gliedern sich in Clans und jeder Clan oder Totem benennt sich nach einem Tier, das als Symbol für den Urvater des Stammes fungiert. Der Totemismus kennt zwei Hauptgebote: das Totemtier nicht zu töten und mit Angehörigen desselben Totems keine sexuellen Beziehungen zu leben. Die Regel, dass man nur Mitglieder eines fremden Clans heiraten darf, nennt man Exogamie. Dieses Prinzip ist auch die Grundlage für die Aussagen von Levi-Strauss, denn durch die Exogamie bilden sich neue Verbindungen und Allianzen, was die Gesellschaft stabilisiert. Dies ist auch die Grundlage für eine weitere Erfindung der Menschen: die Zwangsheirat, das Verheiraten der Kinder als Geschäft oder zu politischen Zwecken.

Freud kombinierte das Wissen über den Totemismus mit Darwins Hypothese vom Urzustand der menschlichen Gesellschaft und gelangte so zu seiner Theorie über die Herkunft des Inzesttabus. Darwins Hypothese besagt, dass die Menschen der Vorzeit in Gruppen, genannt «Urhorde», zusammengelebt haben. An der Spitze einer solchen Gruppe habe ein gewalttätiger, eifersüchtiger Vater gestanden, der alle Frauen für sich beansprucht und die heranwachsenden Söhne vertrieben habe. Freud ergänzt diese Hypothese durch die Behauptung, dass die Söhne sich eines Tages gegen den Vater und Herrscher verschworen, ihn getötet und verzehrt hätten. Als Beispiel dient ein Brauch des Totemismus: Regelmässig tun alle gemeinsam, was dem Einzelnen verboten ist; sie töten ein Tier von der Art ihres Totems, beweinen es gemeinsam und essen es auf. Schon bald hätten sie Reue über ihre Tat empfunden, ein Gefühl, das ihrer Ambivalenz entsprungen sei. Sie hätten den Vater, der ihrem Machtbedürfnis und ihren sexuellen Ansprüchen im Wege gestanden habe, gehasst, sich aber auch mit ihm identifiziert, ihn bewundert und geliebt. Nach seinem Tod sei der Hass verschwunden. Die Liebe habe die Oberhand gewonnen und sich in Reue und Schuldbewusstsein gekleidet. Was der Vater früher durch seine Existenz verhindert hätte, hätten sich die Söhne nun selbst verboten, indem sie ihm nachträglich Gehorsam leisteten: Sie verzichteten, so Freud, auf die frei gewordenen Frauen der Gruppe und errichteten das Inzesttabu. So habe das Inzesttabu der Beruhigung des Gewissens gedient, doch sei es auch aus anderen Gründen notwendig geworden. Um den Vater überwältigen zu können, hätten die Brüder sich verbündet. In Hinblick auf die Frauen aber seien sie gleichwohl Rivalen geblieben. Jeder von ihnen hätte wie der Vater die Frauen am liebsten ganz für sich allein gehabt, doch in der nach dem Tod des Vaters entstandenen Situation hätte dies einen Kampf aller gegen alle ausgelöst. Das Inzesttabu sei demnach aus Schuldgefühlen heraus entstanden und um weiteres Blutvergiessen zu verhindern. Die Brüder einigten sich darauf, von nun an solidarisch zusammen zu leben. Anstelle der Urhorde trat der Brüderclan. Die Gesellschaft ruhte nun auf der Schuld an dem gemeinsam verübten Verbrechen. Aus dieser Schuld und der Reue entstand in einer Weiterentwicklung und Abstraktion die Religion.

Die Männer teilen die Frauen brüderlich untereinander auf und kommen dann als Oberhaupt einer Familie doch noch zu dem Glück, wenn nicht alle, so doch wenigstens die eigene Frau und die Kinder ganz für sich beanspruchen zu dürfen. Sie sind durch einen Pakt miteinander verbunden: Nie mehr darf sich einer über die anderen erheben! Dafür rührt man die Frau des anderen auch nicht an. Die Frauen treten lediglich als Objekt auf, ohne eigene Wünsche oder sexuelle Impulse.

Die Urhorde Darwins wurde nie beobachtet und es gibt keinerlei Beweise, dass sie je existiert hat, doch schlossen Darwin, Freud und andere aus der Psychologie und der modernen Gesellschaftsstruktur, dass es sie gegeben haben muss.

Das Schönheitsideal und dessen Folgen

Die Biologie scheint Freuds Theorie zu bestätigen: Die besondere Art der sexuellen Selektion beim Menschen nach dem Vorbild der Eltern impliziert oder erklärt noch andere Besonderheiten, die den Menschen von allen anderen Tieren unterscheidet: Erstens findet die Geburt beim Menschen zu einem sehr frühen Zeitpunkt der Entwicklung statt, wenn das Gehirn noch nicht ausgereift ist, und die

Entwicklung nach der Geburt bis zur Geschlechtsreife vollzieht sich sehr langsam, wodurch eine lange und intensive Verbindung zwischen Eltern und Kindern besteht. Zweitens entwickelt sich die menschliche Sexualität zweizeitig mit einem ersten Höhepunkt in der Kindheit, in dem das sexuelle Interesse sich auf den gegengeschlechtlichen Elternteil richtet, gefolgt von einer Latenzphase, also Pause, mit sexuellem Desinteresse, in dem die inzestuösen Wünsche wieder vergessen oder verdrängt werden, und einem zweiten Höhepunkt in der Jugend, in dem die Sexualität wieder erwacht und sich auf Personen richtet, die dem gegengeschlechtlichen Elternteil ähnlich sind. Tendenziell entwickeln Menschen Paarbindungen und Familien. Durch all das entsteht angeblich eine Neigung zum Inzest.

Hier ist anscheinend in der Natur ein tiefgreifendes Dilemma entstanden, denn Inzest ist, wenn er häufig vorkommt, schädlich für eine Population, da er zu Inzucht führt, die über lange Zeit die Population untergehen lässt. Wie löst nun die Natur oder die Evolution dieses Problem? Angeblich, indem das Inzesttabu eingepflanzt wird. Nach dem Prinzip, dass eine besonders starke Neigung auch ein besonders starkes Verbot braucht. Die Folgen davon vielfältig:

- Sexuelles Experimentieren bei Kindern wird nicht zugelassen
- Beschneidung von Kindern und strenge Erziehung mit Strafen
- Gesetze und Tabus, welche Sexualität und Partnerschaft regeln
- Gesellschaftlicher Druck, Mädchen aus der Familie zu entfernen (Mitgift)
- Zwangsheirat

Inzest

Inzest oder Blutschande ist definiert als Geschlechtsverkehr mit engen Blutsverwandten. Das Problem mit dem Ausdruck «Inzest» ist zum einen, dass es durch die Verbindung mit dem Inzesttabu nicht nur verboten, sondern auch etwas Widerwärtiges hat. Dies schliesst die Kinder mit ein, sogar wenn sie zum Inzest gezwungen wurden. Zum anderen umfasst die Definition Kontakte, die sich himmelweit voneinander unterscheiden. Es kann ebenso eine Beziehung zwischen erwachsenen Geschwistern so bezeichnet werden wie die Vergewaltigung eines kleinen Mädchens durch ihren Vater oder Onkel. Auch haben sich im Laufe der Jahrhunderte die Vorstellungen von Verwandtschaft, Familie und Sexualität stark verändert. Daher muss die Inzestproblematik eigentlich als Grenzziehung zwischen als legitim oder illegitim erachteten Kontakten und Beziehungen betrachtet werden.

In den ersten Jahrhunderten unserer Zeitrechnung war Inzest häufig ein Vergehen der Angehörigen einer reichen Oberschicht, die sich bemühten, die Übertragung von Vermögenswerten durch Erbschaft und Mitgift möglichst innerhalb des Verwandtenkreises zu halten. Daher hatten auch die ersten gesetzlichen Inzestverbote den Sinn, eine Anhäufung von Macht und Vermögen in einzelnen Familien zu verhindern. Zu Zeiten der Reformation im 16. und 17. Jahrhundert kam es in Europa aufgrund der scharfen Verurteilung von Inzest durch protestantische Theologen zu einer Verschärfung der Inzestgesetzgebung, was zu einer wachsenden Vertuschung von Inzest führte. Anzeigen konnten auch für Opfer lebensgefährlich sein, denn Inzest wurde mit Enthauptung bestraft. Inzest war damals ein weit gefasster Begriff. Er umfasste nicht nur Kontakte innerhalb der Bluts-, sondern auch der geistigen Verwandtschaft. Im 18. und 19. Jahrhundert engte sich diese Sichtweise ein auf die Kernfamilie und der Altersunterschied der Beteiligten, also die Unterscheidung zwischen Kindern und Erwachsenen, rückte in den Fokus. Bald wurde Inzest als «Klassendelikt» des Proletariers gesehen. Erst im 20. Jahrhundert kam es zu einer Pathologisierung des Inzesttäters und die traumatisierenden Auswirkungen auf Missbrauchsopfer wurden erkannt. Daraufhin entstand eine Gegenreaktion, mit der wir es heute noch zu tun haben, die sogar gerade ihren Höhepunkt zu erreichen scheint. Man versucht, dem Problem durch weitere Verbote und die Errichtung von Tabus Herr zu werden. Heute spricht man eher von «sexuellem Missbrauch». Damit löst man das Thema von der Frage der Verwandtschaft und spricht das Abhängigkeitsverhältnis und das Machtgefälle an, was auch Handlungen zwischen nicht verwandten Erwachsenen und Kindern, Therapeuten und Klienten und auch die Handlungen, bei denen es gar nicht zum Geschlechtsverkehr kommt, einschliesst. Allerdings ist Inzest doch auch ein stimmiger Ausdruck, weil durch dieses Wort der Zusammenhang zum Inzesttabu deutlich wird, denn dieses und dessen Auswirkungen sind der Hauptgrund, warum es Inzest und sexuellen Missbrauch überhaupt gibt.

In der Natur gibt es ganz natürliche Inzestschranken, die Inzest verhindern oder stark in Grenzen halten, auch bei den uns sehr eng verwandten Menschenaffen. Nur bei den Menschen gibt es ein Inzest*tabu*. Unsere Gesellschaft ist jedoch durchdrungen von Inzest und Missbrauch!

Die Statistiken sagen, dass die Täter häufig aus dem Familien- oder Bekanntenkreis stammen und meistens Männer sind, dass Mädchen weit häufiger als Jungen missbraucht werden (zwischen 20 und 70 % aller Frauen wurde mindestens einmal im Leben sexuell missbraucht) und dass bis zu 80 % der missbrauchten Kinder später als Erwachsene selbst Kinder missbrauchen oder den Missbrauch der eigenen Kinder zulassen. Ich gehe davon aus, dass die Wahrheit noch viel schlimmer ist, als die meisten ahnen, sprich, die sogenannte Dunkelziffer, wie häufig Missbrauch in Wahrheit ist. Die katholische Kirche ist ein gutes Beispiel dafür, in welchem Ausmass jahrhundertelang sexuelle Gewalt im Verborgenen stattfinden kann. Aus der therapeutischen Arbeit weiss man auch, wie stark Erlebnisse von sexuellem Missbrauch verdrängt werden können. Dann weiss niemand mehr davon, weder Täter noch Opfer und niemand kann davon erzählen.

In der Therapie von Missbrauchsopfern kommt es bei den Therapeuten zu Reaktionen wie Verleugnung und anzüglichen Kommentaren wie: «Das hat ihnen doch gefallen!» oder im besten Fall zur Identifikation mit dem Opfer und Ermunterung zu Wut, Widerstand und Verurteilung des Täters. Die meisten Therapien reichen nicht bis zur wirklichen Heilung des Missbrauchs, nämlich dem Wiederentdecken der verschütteten Liebe (und auch Lust) zwischen Vater und Tochter, Mutter und Sohn und zwischen Mann und Frau. Heute kennt man Möglichkeiten, auch Inzesttätern durch Therapie zu helfen, doch aufgrund der Tabuisierung werden sie stattdessen meist ausgegrenzt, verurteilt und eingesperrt, was ihre Tendenz, zu missbrauchen, nur verstärkt.

Verführungstheorie und Ödipuskomplex

Sigmund Freud war der erste, der Inzestopfer ernstnahm, sie zu Wort kommen liess und ihnen zuhörte. Doch schon bald verkehrte sich seine anfängliche Empathie in Verrat. Freud hörte ihnen weiterhin zu, nun wurde aber alles, was sie sagten, gegen sie verwendet. Freuds intelligenten Analysen, seine Errungenschaften und schliesslich sein Verrat an der Wahrhei, beschäftigen die Gemüter bis heute und erzählen viel über unsere Gesellschaft. Der junge Sigmund Freud arbeitete und lernte ein halbes Jahr lang unter dem berühmten Neurologen Charcot am Pariser Krankenhaus La Salpêtrière, dessen Spezialgebiet die Erforschung und Behandlung der Hysterie war.

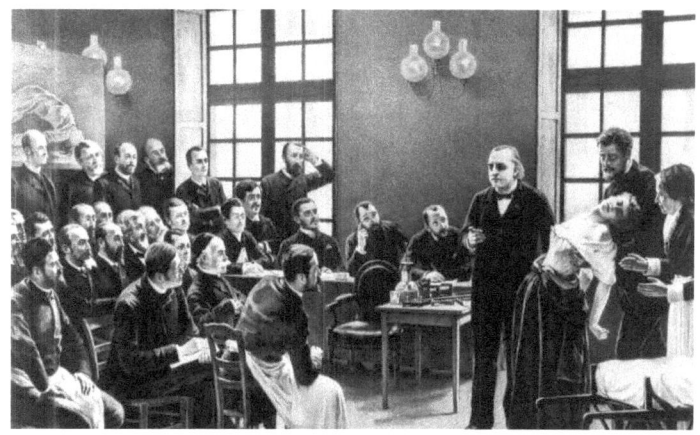

Quelle: alamy

Nach seiner Rückkehr liess sich Freud als Psychiater in Wien nieder und entwickelte bald eine neue Methode zur Behandlung der Hysterie, und zwar die freie Assoziation, bei der er seine Patienten in einer wertungs- und zensurfreien Atmosphäre über ihre Gefühle sprechen liess. Er hörte ihnen aufmerksam zu und versuchte, in dem, was sie erzählten, verborgene Zusammenhänge zu entdecken. Dies war die Geburt der Psychotherapie. Bald gelangte er zu der Erkenntnis, dass die Hysterie kein körperliches, sondern ein psychisches Leiden und somit den Neurosen zuzurechnen sei. Freud führte dafür den Begriff «Konversionsneurose» ein, denn er stellte fest, dass alle Frauen, die bei ihm in Behandlung waren, in ihrer Kindheit ein psychisches Trauma erlitten hatten, und zwar die sexuelle «Verführung» durch ein männliches Familienmitglied, häufig den eigenen Vater. Dies war eine erschütternde Erkenntnis, denn dabei wurde ihm klar, dass auch sein eigener Vater «einer von den Perversen» war, der die Hysterie seiner jüngeren Geschwister verursacht hatte. Er war überzeugt, den Schlüssel zum Verständnis und auch zur Heilung der Hysterie gefunden zu haben. Seine Theorie dazu nannte er «Verführungstheorie» und präsentierte sie 1896 seinen Kollegen. Er wurde enttäuscht, denn anstatt sie mit «der Lösung eines mehrtausendjährigen Problems» zu begeistern und den erwarteten Ruhm zu ernten, begegnete ihm eisiges Schweigen und Ablehnung. Freud wurde erst im Nachhinein klar, was seine Entdeckung implizierte, nämlich den sehr weit und auch in der Mittel- und Oberschicht verbreiteten sexuellen Missbrauch von Kindern durch den eigenen Vater, durch respektable Bürger, zu denen auch seine Kollegen und seine eigene Familie zählten. Er war auf Dynamit gestossen.

Ein gutes Jahr nach seiner Entdeckung hatte Freud es sich anders überlegt und drehte seine Theorie kurzerhand um. Er behauptete nun, die Missbrauchsgeschichten seien nicht wirklich vorgefallen, sondern Wunschphantasien seiner Patientinnen. Über eine Verkettung von auf dieser Ansicht aufbauenden Schlussfolgerungen gelangte Freud zu seiner Theorie von Ödipuskomplex. Das Zentrum dieser Theorie ist der Penis. Kleine Jungen begehren ihre Mutter und wollen den Vater beseitigen. Da sie aber Angst vor dem Vater haben und fürchten, ihren Penis zu verlieren, wenn sie weiter ihren sexuellen Wünschen nachgehen, verzichten sie schliesslich auf ihre Inzestwünsche. Dank des Kastrationskomplexes gelingt ihnen die Sublimierung ihrer Wünsche. Das Über-Ich oder das Gewissen hilft ihnen dabei und sie können den Ödipuskomplex hinter sich lassen und zu wertvollen Mitgliedern der Gesellschaft werden. Die Kultur beginnt!

Die Mädchen haben laut Freud ein anderes Problem, den Penisneid. Sie sehnen sich nach einer Verbindung mit dem Vater, nach seinem Penis, und lehnen die Mutter als Rivalin ab. Dies kann jedoch nach Freud nie ganz aufgelöst werden. Mädchen geben ihre Inzestuösen Wünsche nie ganz auf und entwickeln daher auch kein vollständiges Über-Ich. Ursache des Ganzen ist die Mutter (oder das Kindermädchen), die durch ihre Berührungen die sexuelle Lust im Kind geweckt hat.

Wie kam es zu dieser Kehrtwendung? Der erste Grund war offensichtlich das gesellschaftliche Tabu, auf das Freud gestossen war, und das er nicht wagte anzurühren. Und noch ein persönlicher Grund kam wohl hinzu: Genau in dieser Zeit, kurz bevor Freud die Verführungstheorie zugunsten des Ödipuskomplexes verwarf, starb sein Vater Jakob. In der Nacht nach dessen Begräbnis träumte Freud von einem Schild mit der Aufschrift «Es wird gebeten, die Augen zuzudrücken». Dies hat Freud offensichtlich getan aus Schuldgefühlen nach dem Tod des Vaters, zu dem er ein schwieriges und ambivalentes Verhältnis gehabt hatte und den er in seiner Verführungstheorie beschuldigt hatte, und aus nachträglichem Gehorsam. Damit war die Grundlage für «Totem und Tabu» gelegt, das er einige Jahre danach veröffentlichte.

All den Theorien über das Inzesttabu ist eines gemeinsam: Sie zeigen eine Wahrheit, aber in ihrer Sicht fehlt die Liebe und sie beschreiben einen Zustand ohne Liebe. In ihnen dominieren Ausdrücke wie Frustration, Indifferenz, Widerwillen, Abscheu, Hass und Scham. Entweder man ist pervers und vollzieht Inzest, oder man verzichtet aus Abscheu darauf. Es herrscht Mangel und daher kämpft jeder gegen jeden um das Wenige, dass es gibt. „Denn der Sohn verachtet den Vater, die Tochter setzt sich wider die Mutter, die Schuur ist wider die Schwieger, und des Menschen Feinde sind seine eigenen Hausgenossen", schrieb der Prophet Micha[31].

Das Inzesttabu wird als notwendig gesehen, um unsere unberechenbare und gefährliche Natur in Schach zu halten, damit wir keinen Inzest betreiben, was zum Untergang unserer Kultur und Gesellschaft führen würde. Das Inzestverbot hat, historisch und nüchtern betrachtet, einen einzigen Grund, und zwar die Absicherung von Besitz und Herrschaft. Aber die Menschheit ging über das Verbot hinaus; sie errichtete ein Tabu. Ein Tabu, das verschleiert, zu was es eigentlich dient, und das die Wahrnehmung verhindert. Tabus dienen immer einer Lüge.

Ein Vater, der seine Tochter spürt, wird sie nicht missbrauchen. Aber er wird es auch nicht übers Herz bringen, sie gegen ihren Willen an den Sohn eines Geschäftspartners zu verkaufen. Er wird sie auch nicht beschneiden lassen und weder ihr noch seiner Frau vorschreiben, was sie als Erwachsene zu tun oder zu lassen hat. Jemand, der fühlt, kann nicht eingefangen werden in gesellschaftliche Zwänge und durchschaut die Lügen, auf dem das System aufbaut. Daher muss, wenn man für Macht und Reichtum geht, das Fühlen abgestellt werden, denn Besitz und Herrschaft sind der eigentliche Mythos, auf dem unsere Kultur und unsere Konditionierung aufbaut, weil wir alle gemeinsam daran glauben. Und das Inzesttabu ist der Kitt, der diesen Mythos aufrechterhält, denn Glaube genügt nicht. Jede Ordnung, die nicht eine natürliche Ordnung ist, die nicht auf Naturgesetzen beruht, muss durch Kontrolle und Gewalt aufrechterhalten werden.

---

[31] https://bibeltext.com/micah/7-6.htm

Tabus sind nicht bewusst und können somit nicht hinterfragt werden. Jeder, der es übertritt, wird automatisch auch tabu und von der Gesellschaft ausgeschlossen. Alle überwachen sich gegenseitig, denn alle zusammen glauben an die Richtigkeit des Mythos von Konkurrenz und Besitz und halten sich so gegenseitig in Schach. Die Brüderhorde! Ein perfektes System. Mir scheint, es funktioniert im Laufe der Jahrhunderte immer besser. Es ist, zumindest in Europa kaum noch notwendig, rohe Gewalt anzuwenden. Ein Wort, ein Blick, vielleicht die Androhung einer Kündigung genügt meistens, um Abweichler wieder auf Kurs zu bringen. Und für den Rest haben wir heute sehr gute und wirksame Medikamente.

Deshalb ist unser Konflikt mit der offiziellen Psychiatrie vorprogrammiert. Diese ist als Funktionär der Gesellschaft dazu da, lästige Individuen wieder anzupassen oder aus der Gesellschaft zu entfernen. Wir dagegen sind angetreten, den angeschlagenen, verlorenen Kindern unserer Welt eine Möglichkeit aufzuzeigen, sich zu heilen und zu befreien von der krankmachenden Konditionierung.

Das Tabu dient also tatsächlich der Aufrechterhaltung der gesellschaftlichen Ordnung und der Kultur. Die Frage, die wir heute stellen, ist, ob das denn so erstrebenswert ist, wenn wir die katastrophalen Folgen davon sehen. Doch warum gingen die Menschen diesen Weg, der als Irrweg erscheint? Warum haben sie sich derart von der Natur entfremdet? Was ist wirklich geschehen im Paradies oder in der Evolution des Menschen? Was haben Adam und Eva erkannt. Warum haben sie sich so geschämt? Warum haben sich die Menschen für Besitz und Wettbewerb entschieden?

Um zu verstehen, muss man sich lösen aus der beschränkten Sicht der Konditionierung und unserer Zeit und eine grosse Perspektive einnehmen. Wenn wir annehmen, dass die Evolution einen Zusammenhang mit der Entwicklung und dem Potential eines einzelnen Menschen hat, hilft uns die Landkarte des Energiesystems des Menschen.

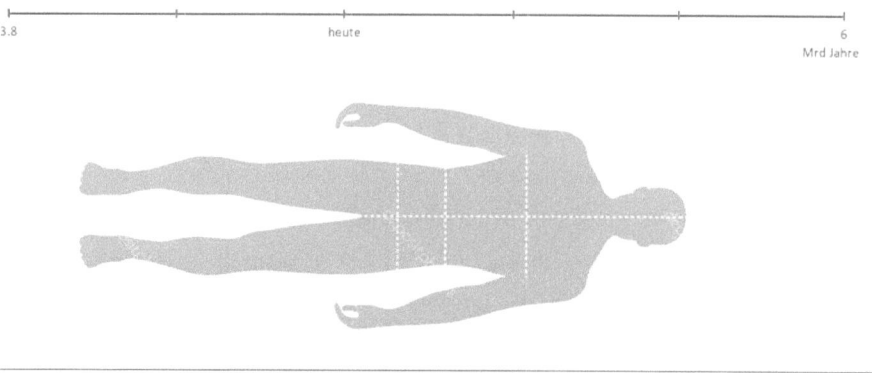

Nun ist es klar, nicht wahr?! Die Menschheit hat sich von der Wurzel heraus entwickelt, und dann auf eine neue Ebene gewechselt. Es war die Geburt des Ich. Es ist faszinierend, die Menschheitsgeschichte unter diesem Aspekt anzuschauen! Der Übergang, das Erwachen für diese Möglichkeit des Menschseins muss sich jahrtausendelang allmählich vorbereitet haben. Die ersten, von Menschen erschaffenen Bilder zeigen Abdrücke ihrer eigenen Hände. Die Frage, «wer bin ich», ist aufgetaucht, und alles, was danach geschah, passt dazu. Das Schönheitsideal nach dem Vorbild der Eltern bedeutet, ich suche jemanden, der *mir* ähnlich ist. Besitz, Macht, Kontrolle gehören zum Ich oder zum Willen. Und der Wille ist von seiner Qualität her männlich; es ist die Zeit der männlichen Führung oder Herrschaft. Das Thema Inzest kann erst mit dem Erkennen, wer ich bin, überhaupt wahrgenommen werden, also mit dem Wissen über Verwandtschaftsbeziehungen, Zeugung und Elternschaft.

Ödipus lebte, symbolische gesehen, glücklich mit seiner Frau und den Kindern, bis er seine Herkunft und seine Identität erkannte. Das Ich ermöglicht und bewirkt die Trennung, die Grenze, zwischen mir und den anderen und dies bewirkt Scham. Und Missbrauch. Denn die tiefe Sehnsucht nach Vereinigung bleibt.

Der tiefste Mythos, der tatsächlich unsere Kultur zusammenhält und an den wir alle kollektiv glauben, ist das Ich. Und das Inzesttabu erhält diesen Mythos aufrecht. Das Inzesttabu verhindert die Wahrnehmung, dass es in Wirklichkeit diese Grenze zwischen mir und dir gar nicht gibt. Die Auflösung des Inzesttabus würde daher tatsächlich zum Untergang der Teile unserer Kultur führen, die auf Macht errichtet sind.

Bei dieser Betrachtungsweise erkennt man, dass wir nicht auf einem Irrweg sind, sondern gerade eine schmerzliche, aber unumgängliche Entwicklung durchlaufen. Wir erleben sämtliche Möglichkeiten und Ausdrucksweisen, die der freie Wille hat.

Nun wollen wir noch einen Blick in die Zukunft werfen. Wohin geht die Evolution? Die Menschheit steht kollektiv am Übergang vom Willen zum Herz. Es steht wieder ein Quantensprung an. Dieser Übergang führt durch den Sterbepunkt. Das Ich, der Wille muss sich ergeben und sterben ins Herz hinein. Erst dort löst sich das Inzesttabu auf. Dies führt nicht zu Inzest, sondern zu Liebe und Freiheit und einer völlig neuen Ebene und Sichtweise, zu einem neuen Mythos. Die weibliche Seite der Menschen, die eher die Qualität der Liebe hat, die fast verschwunden ist, hat doch vielleicht im stillen Tragen des Ganzen jahrtausendelang Kraft gesammelt.

Wir werden nicht darum herum kommen, uns als Menschheit dem zu stellen, was wir mit unserem Willen angerichtet haben, und dafür die Verantwortung zu übernehmen – Männer und Frauen gleichermassen. Und vor allem werden wir nicht ums Sterben herumkommen! Das nächste Massensterben, wie es sie in der Evolution schon mehrere gab, hat ja bereits begonnen. Das Zeitalter des Willens scheint in einer Zuspitzung dem Ende entgegenzugehen. Der Erfindungsreichtum der Menschen, angetrieben von Konkurrenz, hebelt sich am Ende womöglich selbst aus; die digitale Entwicklung endet darin, dass alle wieder gleich werden, weil alle den Zugang zu Informationen erhalten. Die Evolution schreitet voran, langsam und doch unaufhaltsam. Das einzig sichere für die Menschen ist der Tod und es gibt nur eine mögliche Zukunft für die Menschen und das ist die Liebe.

Deshalb sprechen wir manchmal davon, dass wir uns als die Speerspitze der Evolution sehen, weil wir uns auch schon mit den Ebenen des Herzens und des Kopfes beschäftigen, bereits ein Bewusstsein für dieses menschliche Potential haben. Vielleicht kommen wir ja aus der Zukunft?

Die Erde hat noch etwa 6 Milliarden Jahre Lebenszeit, bevor die Sonne beginnt zu sterben und das Leben auf der Erde dabei verbrennt. Wir Menschen sind noch nicht sehr lange hier.

Dazu noch einmal die Schöpfungsgeschichte: „Der Mensch ist wie Gott geworden, da er Gutes und Böses erkennt (weil er vom Baum der Erkenntnis gegessen hat). Nun geht es darum, dass er nicht noch seine Hand ausstrecke, sich am Baume des Lebens vergreife, davon esse und ewig lebe. Gott vertrieb den Menschen... und stellte die Kerubim und die flammende Schwertklinge auf, den Weg zum Baum des Lebens zu behüten."

Wird die Menschheit es wagen, an den Wächtern vorbei zurückzugehen ins Paradies, um vom zweiten Baum dort, dem Baum des Lebens zu essen? Ist auch dieser vielleicht eine Zauberpflanze, die Bewusstsein verleiht? Werden wir uns der Tatsache des Todes stellen können, um am Ende das ewige Leben zu erlangen, also das Bewusstsein des Einsseins?

Bis alle Sonnen im Universum verlöschen und die Materie sich wieder auflöst, dauert es noch so lange, dass ich keine Skala davon machen konnte. Das Universum ist noch jung! Wir sind Teil eines unfassbar grossen Wunders.

Unsere Geschichte ist voller Geschichten: Liebesgeschichten, Verratsgeschichten, Geschichten von Mord und Totschlag, von Schicksal, von Wundern und unendlich mehr. Doch was liegt ihnen allen zugrunde? Was treibt sie alle an? Es ist immer die gleiche, immer nur eine einzige Geschichte: die Geschichte von Mann und Frau oder davon, wie das Universum sich teilte, um die Liebe in die Welt zu bringen.

Deswegen sind wir hier.

Literaturverzeichnis zu diesem Vortrag:

Yuval Noah Harari, Eine kurze Geschichte der Menschheit, Random House 2013

Stefan Berking, Vom aufrechten Gang und vom Ackerbau, BoD 2010

Stefan Berking, Evolution des Menschen, Wie entstanden unsere psychische Organisation und unser Sozialsystem?, BoD 2013

Stefan Berking, Schimpansen haben keinen Jagdzauber und klopfen nicht an Holz, Zur Entstehung und Evolution des magischen Denkens, BoD 2018

Christopher Ryan & Cacilda Jetha, Sex die wahre Geschichte, Klett-Kotta 2016

Josephine Rijnaarts, Lots Töchter, Über den Vater-Tochter-Inzest, Claassen1988

Sigmund Freud, Totem und Tabu, Fischer Verlag 1956

Ingeborg Clarus, Odysseus und Oidipus, Wege und Umwege der Seele, Bonz 1986

Jutta Eming u.a. (Hrsg.), Historische Inzestdiskurse, Interdisziplinäre Zugänge, Königstein/Ts. Ulrike Helmer 2003

Samuel Widmer, Von der unerlösten Liebe zwischen Vater und Tochter, vom Inzesttabu und seinen Folgen, Editions Heuwinkel 1995

Samuel Widmer, Das Inzesttabu, Heuwinkel 2010

Inzest, Das grosse Tabu, Ein Film von Edward Blackoff, CMV Laservision Berlin 2010

Internet:

Wikipedia, steinzeitung.ch, oekosystem-erde.de, planet-wissen.de, beauftragter-missbrauch.de, querelles-net.de, shutterstock.com, bayernkurier.de, ibtimes.co.uk, welt.de, steffen-schnur.de,

Die Bibel, Schöpfungsgeschichte

Gespräch zwischen Sabine Lichtenfels, Benjamin von Mendelssohn und Danièle Nicolet – Moderation: Kasia Weidenbach

Kasia Weidenbach: Wir wollen ja heute über das Inzesttabu sprechen, schön, dass ihr gekommen seid. Nur, um es kurz zu definieren: Also, wir verstehen das Inzesttabu als Tabu, Wirklichkeit in Beziehung und zwischeneinander wahrzunehmen. Das hat zwar seinen Ursprung in der Eltern-Kind-Beziehung, dort fängt es an, aber eigentlich wirkt es sich auf alle Beziehungen und auf die gesamte Wahrnehmung von Wirklichkeit aus. Das ist es, was wir mit «Inzesttabu» meinen. Wir wollen gern darüber sprechen und euch fragen, was ihr darunter versteht, wie ihr das Thema seht.

Sabine Lichtenfels: Danke für die Einladung. Ich wäre auch gern persönlich zum Kongress gekommen, aber ich werde in Portugal in unserer Gemeinschaft gerade sehr gebraucht. Das Inzesttabu ist für mich ein grosses historisches Thema. Ich kann es immer nur anschauen als eine soziale, politische Frage. Das Thema Liebe wird bei uns seit Jahrtausenden in eine Richtung gelenkt, wo wir etwas Liebe nennen, was nicht Liebe ist. Wir kennen alle die Thematik des Ödipuskomplexes. Wir kennen die Thematik von Vatermord, von Muttermord. Wie kommt das eigentlich zustande? Da ist für mich der Kern. Wir wissen, dass in früheren Kulturen die heilige Mutter eine ganz tief erotische Figur war, die insgesamt die Aufgabe hatte, ihren Kindern das Leben in den Eros zu öffnen und ihnen Anerkennung zu geben. Aber damals gab es kein System, in dem die Sexualität nur im engen Käfig der Familie erlaubt war. Das Inzesttabu ist ein sehr vielfältiges Thema. Wenn wir in Tamera versuchen, uns dem zu stellen, sagen wir immer, dass es auf jeden Fall nicht um Sexualität mit Kindern geht. Da wird sehr, sehr viel Missbrauch betrieben, auch im Bereich zwischen Eltern und Kindern. Gleichzeitig geht es darum, dass die sinnliche Anerkennung überhaupt gegeben wird, sowohl von der Mutter zum Sohn als auch vom Vater zur Tochter. Wenn ich mich erinnere: Für mich war mein Vater mein Geliebter als Kind. Das war selbstverständlich. Ich habe ihn verehrt. Mein Freund musste auf jeden Fall so sein wie mein Papa. Ich weiss noch, dass ich als Jugendliche ein Foto meines Papas im Portemonnaie hatte. Ich denke oft, wenn wir da schon früh mehr erfahren hätten ... Zum Beispiel die Anerkennung des Vaters: Finde du deinen Weg zu den Männern – die hat es damals so nicht gegeben. Dadurch war insgesamt das Thema Liebe und Sexualität so tabuisiert, dass ich denke: Unsere Universitäten brauchen Liebesschulen. Sie müssen uns beibringen: Wie ist das Thema Eros eingebettet in eine soziale Kultur? Dann wird sich das Thema Eros ganz anders stellen, als es sich für uns heute stellt.

Danièle Nicolet: Ich finde, dass die Beschäftigung mit diesem Tabu Missbrauch verhindert. Uns wollen sie ja auch immer vorwerfen, wir würden Inzest befürworten oder für Missbrauch gehen, aber ich finde, nein, es geht ja nicht um Handlung. Wir sprechen ja in der Regel nicht über Kinder – auch, natürlich, aber wenn wir es in die Welt tragen, ist es mehr beruflich, über die Therapie bezüglich Klientinnen und Klienten. Missbrauch geschieht ja überall und er geschieht genau deshalb, weil man sich nicht darüber bewusst ist, was für Kräfte da spielen, mit denen man reif und gut umgehen kann. Es geht ja auch, wie du sagst, Sabine, nicht nur um die Sexualität. Meine älteste Tochter wollte noch mit dreizehn unbedingt den Papa heiraten. Sie hat geheiratet vor zwei Jahren und letztens ihr grosses Fest gehabt. Das war am Anfang richtig schwierig für ihren Mann, für ihren Partner, dass die Liebesbeziehung so stark war mit dem Papa. Gleichzeitig macht sie das aber zu einer richtig starken, kraftvollen Frau, dass sie sich immer so gesehen und unterstützt gefühlt hat. Das ist bei vielen Kindern nicht so. Und ich finde, es geht eben nicht nur um die Sexualität – es ist am Schluss eine

Frage, wie man diese lebt – sondern es geht um die Wahrnehmung in alle Richtungen. Es hat am Schluss damit zu tun, wie wir mit der Natur umgehen, was für Schulen wir haben, wie wir mit Geld und Besitz umgehen, Wirtschaftswachstum – das hängt alles zusammen.

Sabine Lichtenfels: Das hängt für mich insofern zusammen, das Eros und Sexualität so dermassen tabuisiert sind und dass eine unterdrückte Kraft zu Gewalt führt, ist selbstverständlich. Wenn sie aber integriert und transparent ist in einer Gesellschaft und die Dinge besprochen und sichtbar werden dürfen, ergeben sich daraus neue soziale Strukturen. Es gibt ein schönes Beispiel von einem Stamm, wo sie eine Schule für Kinder aufbauen ab dem Moment, wo der Eros der Kinder erwacht. Und wenn sie immer nur Papa und Mama als einziges Liebesmodell vor sich haben, ist es klar, dass irgendwann der Sohn den Papa oder die Tochter die Mama ersetzen will. Wenn es aber ein soziales Umfeld gibt, in dem die Kinder erst einmal untereinander aufwachsen, gross werden und nicht nur dieses eine Beispiel haben, wird sich das ganze Thema anders stellen. Wir wissen, dass in den Liebesbeziehungen normalerweise ..., also ich kenne keine Partnerschaft, wo nicht das Thema Liebe zu Papa oder die Liebe zu Mama die ganze Beziehung prägt ...

Danièle Nicolet: ... oder eben die missglückte oder abgewiesene Liebe zu den Eltern. Was ich auch wichtig finde im Zuge der Evolution oder im Erwachen des Bewusstseins, ist das Umgehenlernen mit diesen Fakten, den Energien, den Themen ... Wir stehen als Menschheit gerade an dem Punkt, wo es darum geht, bewusst damit umgehen zu lernen. Das sehen wir auch in der Arbeit oder der Gemeinschaft immer wieder: Es ist nicht zu trennen vom Tabu des Todes oder des Alleinseins. Wenn ich nicht allein sein kann, wenn ich nicht auch in mir eine Ganzheit finde, wenn ich nicht im Ganzen zuhause bin, in dem, was über den Tod hinausgeht, muss ich die Sicherheit in der Beziehung suchen. Dann kommt die Kontrolle, die Angst, die Unsicherheit. Das kann man nicht einzeln angehen. Man kann nicht mal eben schnell einen Tantrakurs machen und dann ist es gelöst. Das sind tiefgreifende Auseinandersetzungen.

Benjamin von Mendelsohn: Ich glaube, wir sind uns total einig, dass es die bewusste Handhabung mit dem sogenannten Inzesttabu braucht, um Missbrauch zu verhindern. Ich würde wetten, dass bis in die Kirche hinein die Männer, die Kinderpornografie nutzen und betreiben, bestimmt kein gesundes, sinnliches Verhältnis zu ihrer Mutter hatten. Das klingt zwar stereotypisch, aber im therapeutischen Raum wird das deutlich. Und umgekehrt gibt diesen therapeutischen und diesen Wahrheitsraum, wo etwas anderes stattfinden kann. Es ist aber auch eine kulturelle Frage. Ich kenne aus meiner eigenen Jugend meine Sehnsucht nach reiferen Frauen. Ich glaube, das war der Wunsch, initiiert zu werden. Es ist schön, wenn das, was unter Jugendlichen in Vertrauensräumen läuft, und wenn es diesen ausgesprochenen Vertrauens- und Wahrheitsraum gibt, dann gibt es, glaube ich, auch die Sehnsucht, eine sexuelle Initiation zu erfahren. Die ist nicht unbedingt – je nach freier Wahl – mit demjenigen, in den man gerade verliebt ist, sondern das sind oft reifere Menschen. Ich habe immer reifere Frauen aufgesucht, um was zu erfahren, und das ist natürlich dicht an dem sogenannten Inzesttabu – suche ich meine Mutter darin? Fakt ist, wie Sabine gerade schon gesagt hat, wir suchen ja eh ewig unbewusst Mutter oder Vater in den Beziehungen. Ich war glücklich darüber, dass ich das bewusst gesucht und auch gefunden habe. Natürlich ist es dann immer eine Frage in unserer Kultur. Es ist ja so unterdrückt, dass es das heisseste Thema überhaupt ist, sowas zu sagen, aber ich empfinde das als gesund. Und ich empfinde es auch als gesund, mit den eigenen Kindern so umzugehen, natürlich keinen Sex zwischen Mutter und Sohn oder Vater und Tochter, aber die sinnliche Anerkennung ist so entscheidend. Was du, Danièle, gerade gesagt hast über deine Tochter, habe ich eine Spur anders erlebt. Ich habe es so erlebt, dass meine erwachsene Tochter den Freiraum hatte, sich irgendwann ganz zu verlieben. Ihr Freund war nicht eifersüchtig auf mich, weil es sich erstmal gut angefühlt hat, und vor allem habe ich nicht diese eifersüchtige Reaktion gehabt, die ich sonst in mir und in anderen Männern beobachten kann: Wenn die Tochter sich verliebt und das Verhältnis nicht klar ist, ist da ein unbewusstes Eifersuchtsthema, wobei die Tochter dann immer in der Fixierung hängenbleibt. Für mich war das sehr wichtig. Ich bin interessanterweise mit einer Wette in das Projekt Tamera eingestiegen, dass ich nicht eifersüchtig sein werde, wenn meine Tochter sich das erste Mal richtig verliebt. Da war ich sehr froh, eine Gemeinschaft zu finden, die so daran arbeitet und wo ich anschauen konnte, wie tief diese Strukturen in einem hängenbleiben, wenn man sie nicht ganz bewusst behandelt.

Danièle Nicolet: Es ist eine grosse Freude – das haben wir auch so erlebt. Auch den ältesten Sohn haben wir in Beziehungen – er hat zwei Frauen und mit beiden Kinder – begleitet. Das war und ist immer eine grosse Freude, dass sie ihren Weg finden, ihr Leben entdecken, dass dies auch in der Beziehung zu den Eltern keine Trennung macht, sondern die Liebe darf trotzdem sein zu den Eltern auch. Ich habe eine grosse Liebesgeschichte mit meinen Söhnen und gerade auch mit dem ältesten darf diese ganz bewusst auch schon ausgedrückt und gelebt sein. Wir machen manchmal auch Spässe darüber, dass er drei Frauen hat: seine zwei und die Mama – aber eben einfach als Liebesgefühl, dass das nachher nicht versteckt werden muss, nur weil er jetzt Beziehungen hat, sondern wir dürfen uns immer noch genauso innig begegnen wie früher, wie immer. Das geniesse ich.

Sabine Lichtenfels: Da kommen wir für mich immer zu dem Punkt: Ich kann das Thema fast nicht mehr nur therapeutisch behandeln, weil es so stark eine Kulturrevolution ist. Du, Danièle, hast die Themen genannt: Tod, Verhältnis zur Erde. Was für ein anderes Verhältnis bekommen wir zu unserer Mutter, wenn wir wissen, dass die Erde unsere Mutter ist? Wo man sich ganz anders eingebettet fühlt in einen ... ich nenne es mal heiligen oder kosmischen Raum, wo das Thema liebender Vater und liebende Mutter im Zentrum steht statt strafender Vater und die Mutter wurde ganz weggefegt, die gab es gar nicht mehr in unserer Religionsgeschichte. Da sitzen für mich die tiefsten Stellen, die unsere ganzen sozialen Verhältnisse neu regeln werden. Da kommt natürlich, dass man keine Angst hat vor dem Tod, weil man einfach weiss, dass er Teil unseres ganzen Lebensvorgangs ist. Sonst müssen die Beziehungen all diese Sehnsüchte ersetzen und es kommt zu diesen merkwürdigen Verhakungen. Gerade wo du, Benjamin, das Thema Eifersucht nennst: Ich kann mich gut erinnern, wie ich meinen Vater über alles geliebt habe und wenn dann die ersten Verliebtheiten aufgetaucht sind zu Jungs, dann kam: „Ich hab das nicht so gern, wenn du mit den Jungs spielst." Es war immer ein unausgesprochenes Thema und als dann wirklich der erste Freund kam, zeigte mein Vater eine solche Eifersucht: „Mach erst mal ein Abitur." Und es hat lange gebraucht, bis ich die Hintergründe verstanden habe: Die uneingelöste Liebessehnsucht, die Verlustangst, die auch zwischen Eltern und Kindern auftaucht, wenn man nicht eingebettet ist in ein kosmisches System und ich würde sagen, in ein gesellschaftliches System, wo Gemeinschaft selbstverständlich Teil einer höheren Ordnung ist.

Kasia Weidenbach: Wir leben ja alle in Gemeinschaft und versuchen, eine neue Kultur oder eine neue Art zu leben, zu etablieren. Wie erlebt ihr das persönlich in eurem Leben? Wo äussert sich das? Wo sind die Schwierigkeiten? Wie kann man das in einer Welt, die steht, wo sie steht, ganz persönlich leben?

Benjamin von Mendelsohn: Kann ich noch kurz etwas zum vorher Gesagten hinzufügen? Du, hast eben so schön gesagt, Sabine: Wie wäre das Verhältnis zu unserer Mutter, wenn wir wüssten, dass die Erde unsere Mutter ist? Das möchte ich gern mal politisch umdrehen, weil es gerade so aktuell ist: Wie würden wir die Erde behandeln, wenn wir ein gesundes Verhältnis zu unseren Müttern hätten? Der Klimawandel ist in aller Munde. Ein gesundes Verhältnis haben wir nicht. Im Menschlichen ist dies gestört wegen der Störungen zu unserer leiblichen Mutter. Da ist es ganz schön schwer, die Erde liebevoll als Mutter zu empfinden und wahrzunehmen.

Sabine Lichtenfels: Wir haben mit unserer Erde kaum etwas anderes gemacht wie mit den Frauen. Hexenverbrennungen sind noch nicht lange vorbei und das, was wir mit den Flüssen, mit der Ausbeutung der Erde tun, ist genau das Gleiche. Es kommt aus einer missglückten Kernthematik, in der das Thema Mann-Frau nicht die Balance gefunden hat, die kulturgeschichtlich ansteht, eine partnerschaftliche Kultur, in der ein liebendes Verhältnis zu den männlichen und weiblichen Kräften da ist. Ich weiss, da berühren wir Themen, die sind im Moment in einer so grossen Verwirrung, dass man fast gar nicht mehr sagen kann: «Ich bin gerne eine Frau.» Dann kommen viele sofort: «Ja, aber das Genderthema ...» Es ist alles so verwirrend. Aber wenn wir uns dem langsam und behutsam zuwenden, merken wir, dass wir aus zwei polaren Kräften heraus leiblich hier auf dieser Erde sind, dass wir aus einer sexuellen Kraft heraus gezeugt wurden und diese ist entstanden aus einer männlichen und einer weiblichen Quelle. Daraus entstehen unendliche Vielfalten. Aber dieses Verhältnis braucht Klärung, Anerkennung, soziale und spirituelle Einbettung. Da komme ich auf deine Frage, Kasia: Ich kann es fast nicht mehr privat beantworten. Ich kann nur sagen: Wir brauchen Mut, um das Thema beim Namen zu nennen, wodurch so viel Heilung eintreten kann, da nämlich die Wunde unserer Kultur darin liegt, dass wir verlernt haben, in Gemeinschaft zu leben. Wenn ich Gemeinschaft sage, meine ich nicht nur eine menschliche, sondern eine universelle Gemeinschaft, wo wir wieder lernen, uns mit den Kräften zu verbinden. Dann komme ich an das erotische Thema, dass Leben per se sinnlicher Natur ist, so wahr wir im Leib sind. Dieses Thema wieder freizulegen, daraus entsteht Vertrauen, entsteht Kraft, entsteht Heilung für diese Erde und Heilung für uns Menschen. Natürlich machen wir dabei alle Konflikte durch, die anstehen, wenn man wagt, an diese Themen heranzugehen. Ich halte dies geradezu für überlebensnotwendig, wenn wir wollen, dass die Erde überlebt. Deswegen geht es mir gar nicht mehr um die Erfüllung meiner persönlichen Sehnsüchte. Das ist auch schön, aber das andere ist mir wichtiger, zu sehen, woher kommt denn die revolutionäre Kraft, die die Erde gerade braucht.

Danièle Nicolet: Mir geht es auch so. Es ist längst kein – oder war auch nie so sehr – ein persönliches Thema nur, also auch, aber es war immer das Ganze drin. Man muss das leben, was man ist. Ich musste das leben, was ich bin, und ich will das leben und daraus kam diese Gemeinschaft. Zuerst steht man sehr allein da und merkt, die ganzen Themen, die frei sein müssen wie allein sein zu können, verantwortlich zu sein, zu seiner Wahrheit zu stehen, der Tod – das kommt dann in mir und zwischen uns, wenn wir es wagen, unsere innere und unsere gemeinsame Wirklichkeit zu leben. Dann sind wir damit konfrontiert und das gibt dann die Führung. Es beginnt, sich zu vernetzen. Es beginnt, eine Bewegung zu werden, aber aus dem Alleinsein heraus, nicht dass mir etwas fehlt und ich suche es irgendwo aussen. Zuerst verstehe ich es in mir durch die Beziehung, durch die Experimente, die man machen kann und darf, durch das Ausprobieren, durch das Neue, das man einlädt, der Energie zu folgen.

Kasia Weidenbach: Das heisst, Gemeinschaft ist wie ein Ziel, aber man braucht auch Gemeinschaft, um das überhaupt zu befreien. Man braucht Beziehung, um das überhaupt zu lernen und herauszufinden.

Sabine Lichtenfels: Zu uns sagen oft Menschen, wenn wir Veranstaltungen haben: «Ihr habt's ja gut, ihr habt Gemeinschaft.» Dann sagen wir: «Ja, das stimmt, aber wir waren am Anfang auch nur drei.» Wir haben die Notwendigkeit gesehen, zu erkennen, dass Leben per se in Gemeinschaft geordnet ist und das Vertrauen erst einsetzen kann, wenn dieser Kanal wieder Öffnung findet. Unsere Kultur ist so aufgebaut, dass man sagt: «Wir müssen uns verteidigen.» Die Zweierliebe ist meistens eine Schutz- und Trutzburg gegenüber der Welt draussen. Dass Zweierliebe ein Modell ist, wo sich unheimlich viel anlagern kann, weil sie im Innersten frei ist – das sind Kulturrevolutionen, die man entdecken muss.

Benjamin von Mendelsohn: Wenn man daran denkt, das sogenannte Inzestthema ein stückweit zu heilen, braucht man dafür Vertrauens- und Schutzräume. Bisher ist das ja wie degeneriert: Unsere Wurzel aus Stämmen war noch die Grossfamilie, dann kam die Kleinfamilie und jetzt ist es das Singlesein. Kinder haben irgendwann das Bedürfnis, sich mehr selbst zu erfahren und brauchen auch ein stückweit Abgrenzung. Dies ist ja meist in der Zeit, nachdem Eros und die eigene sinnliche Natur so stark wach werden. Wenn man dann die Möglichkeit hat, in der Gemeinschaft zu sagen, ich brauche mehr Abstand von meinen Eltern – selbst wenn es wirklich gut ist, braucht man das – dann gibt es andere Erwachsene, denen man voll vertrauen kann. Das istja essentiell, dass man das Vertrauen in die Erwachsenenwelt, sprich in die Welt, in die man hineinwächst, behalten und die intimen Fragen stellen kann, die bei diesem Thema aufkommen. Ich glaube, dass die Initiation, von der wir es vorhin kurz hatten, es erst möglich macht, dass man sich von der Kultur gar nicht so lossagen muss, von den Eltern und den Erwachsenen, weil man diese Art von Selbsterfahrung, wer man selber ist, als Erwachsener in der Kultur über einen rituellen, zeremoniellen Raum erfahren kann. Der sinnliche Kontakt zu meinem Sohn ist essenziell. Wenn ich dem frei nachgehe, ist dies der natürliche Schutz auch nur schon vor dem Gedanken an Missbrauch, weil der Liebeskanal ja offen ist. Ich denke, dass es einen ziemlichen Unterschied machen würde, wenn wir – also ich und meine Generation – ein vertrauensvolles, auch sinnliches Verhältnis zu unseren Vätern gehabt hätten. Dann stünden wir auf jeden Fall anders in der Welt. Es geht dabei ja nicht nur um Hetero- oder Homosexualität, sondern um die Beziehung. Wie stehen wir eigentlich zu den Genossen unseres eigenen Geschlechts?

Sabine Lichtenfels: Ja, und auch, dass du hast, was du brauchst. Wenn ich eingesperrt bin in eine Zweierbeziehung oder in eine Kirche als jemand, der gar keine Sexualität leben darf, oder all dieses gewalttätige Zeug, dann habe ich Bedürfnisse und hole sie mir an anderer Stelle oder an Kindern oder so. Das ist ja das, was wichtig ist zu sehen: Wenn die Erwachsenen glücklich sind, wenn sie leben dürfen, was sie müssen und wollen, wenn sie aufgehoben und genährt sind, müssen sie keine Grenzüberschreitungen begehen und sich nichts holen da, wo es eigentlich nicht stimmig ist.

Benjamin von Mendelsohn: Für den Übergang brauchen wir immer wieder die Gemeinschaft an Stellen, wo es so richtig heiss wird, wo wir selber noch verworren sind, sodass wir Spiegel bekommen von Menschen, denen wir vertrauen, denn wir sind, wo wir sind, und hoffentlich wachsen wir einer gemeinschaftlichen Zukunft entgegen oder sind auf dem Weg dahin, gerade bezüglich dieser heissen Themen Liebe, Sexualität, Inzest. Die Spiegel von Menschen zu haben, denen wir vertrauen, ist unerlässlich.

Kasia Weidenbach: Wir wachsen einer Zukunft entgegen und versuchen, mit den Gemeinschaften eine neue Geschichte zu schreiben. Man bekommt ja manchmal einen Ausblick, oder anders gesagt, es gibt diese Sehnsucht in einem, die fast wie aus der Zukunft kommt. Könnt ihr dazu etwas sagen? Wie seht ihr eine mögliche Zukunft? Diese neue Geschichte, wie könnte die aussehen?

Sabine Lichtenfels: Wenn man das Thema Sehnsucht reinbringt ... ein schöner Vergleich ist z. B., wenn ich sage: «Ich habe Durst, weil es Wasser gibt.» Gibt es eine Verbindung zwischen universellen Kräften und dem inneren Hunger? Wenn dieser Hunger nicht so verstellt wäre durch unsere Kultur, durch unsere Konditionierungen, dann glaube ich, dass unsere tiefste Sehnsucht der Wegweiser ist in unsere Zukunft. Das ist wie eine kosmische Nabelschnur, die uns nährt und hilft, die Wunde zu heilen, und die uns helfen wird, das Leben zu heilen. Das ist aus meiner Sicht der zentrale Gemeinschaftsbaum. Es wird nicht mehr diese riesige Mammutgesellschaft geben, sondern untergeordnete, ganz natürliche Gefässe des Vertrauens, wo wir eine natürliche Ethik wiederfinden, nicht eine Moral, die uns von aussen angeordnet wurde, sondern von innen, z. B. Wahrheit in der Liebe oder Kooperation mit der Natur. Ich persönliche fühle zwar schon, dass wir an einem Limit sind, wo ich manchmal nicht weiss: Wird die Menschheit überleben oder bleiben wir weiterhin so blind und so stur. Wird sie sich wieder einbetten in die höhere Ordnung? Das ist ein System, worin eine sehr feine und sehr präzise Ordnung existiert. Darin ist Freiheit ein Teil, aber in einer Ordnung; diese wiederzufinden, ist die Aufgabe unserer Zeit. Ich glaube, dass uns das Leben da schon hinführen wird. Dass man irgendwann merkt, anders geht es ja gar nicht.

Danièle Nicolet: Mich zieht das sehr stark. Das ist die Ausrichtung oder der Wegweiser, die Überprüfung auch immer wieder, ob man denn wirklich stimmig unterwegs ist. Ich bin ja oft auch in der Zukunft im spirituellen *Träumen* in Gemeinschaften, an Orten, wo das schon gelebt wird, wo ich reingehen und teilhaben kann. Dann kann ich diese Kraft, diese Freude, diese Leidenschaft und diese Liebe immer wieder mitnehmen ins Materielle, ins konkrete Leben hier. Was man sagen könnte ... das ist für mich das Wichtigste: Es wird eine ganz andere Stimmung sein. Diese Lebendigkeit, die da ist, wenn Freiheit da ist und die Liebe blühen kann, diese Sorgfalt, der grosse Raum an Freiheit, an Wahrnehmung, die Magie, die wieder Platz hat, die ja jetzt fast keinen Raum mehr hat in unserer Welt. Diese Freude aneinander, dass man die Freude aneinander zulassen darf in alle Richtungen, eben nicht nur zum Partner oder den Lebenspartnern, sondern auch zu den Kindern, zu den Freunden, zu allen. Dass man sich anstrahlen darf, dass man sich berühren darf innen und aussen – das fehlt mir! Da bin ich mit aller Kraft, die ich zur Verfügung habe, hin unterwegs.

Sabine Lichtenfels: Dahin sind wir gemeinsam unterwegs.

Kasia Weidenbach: Schön, haben wir uns getroffen. Vielen Dank für das Gespräch.

Erfahrungsberichte

Heilung durch wahrhaftige Beziehung – von Ulrike Füss

(...) Hannah hatte sich entschieden, für ihn Schicksal zu werden. Nun litt sie daran. Nach langen Monaten der Distanzierung hatte sie sich nun wieder gemeldet, weil sie nicht zur Ruhe kommen konnte. Jetzt, da sie ihr Ziel erreicht hatte. Ihn einfach angerufen und dann geweint und nichts gesagt am Telefon, bis er ihr vorgeschlagen hatte, sich beim alten Treffpunkt einzufinden. Gegen Abend. Jetzt. Vor zwei Wochen war er verurteilt worden, zu achtzehn Monaten Gefängnis, unbedingt, und natürlich berufseinschränkenden Massnahmen, die für ihn aber wenig Bedeutung hatten. In wenigen Tagen sollte er die Strafe antreten. Dafür, dass er sie geliebt hatte, immer noch liebte, eigentlich. Und nun sass sie da und weinte über das. was sie angerichtet hatte. Er konnte es ihr nicht übel nehmen. Nicht wirklich. Nicht mehr. Obwohl er sie verprügelt hätte, damals, als sie ihn angezeigt hatte, wenn er eine Gelegenheit dazu gehabt hätte. Aus lauter Liebe. Um sie aufzuwecken. Und weil sie eine dumme Kuh war. Und obwohl es auch nicht geholfen und die Situation wahrscheinlich noch verschlimmert hätte. Verprügelt aus Liebe. (...)

Der obige Text stammt aus dem Buch „kirschbaumblütenblätterweiss" von Samuel Widmer[32] und beschreibt die Versöhnung zwischen Hannah und ihrem Lehrer Sebastian. Auch diese Geschichte beschreibt einen Aspekt der möglichen Folgen des Inzesttabus. Dieser ist aber nicht Gegenstand dieses Vortrags, sondern soll ihn lediglich einrahmen.

Als Kind lebte ich mit meinen vier Geschwistern, meinen Eltern und unserer Oma zusammen. Mein Vater war Geschäftsmann, Mitglied der Geschäftsleitung eines Lebensmittelunternehmens, zurückgezogen und introvertiert. Seine Fähigkeiten zu körperlicher und emotionaler Nähe waren nicht stark ausgebildet. In unserer Beziehung waren Zärtlichkeiten und Umarmungen eher selten, dabei liebte ich es, wenn er mir die Ohren kraulte. Dennoch habe ich ihn geliebt und immer wieder seine Nähe gesucht. z. B. vergrub ich meine Nase in seinem Bettzeug, um seinen Duft einzuatmen und das Gefühl zu haben, ihm nahe zu sein, oder ich verkaufte vor seinem Büro kleine Blumensträusse.

Anfang zwanzig, als ich alleine lebte und meine Lehre begonnen hatte, entwickelte ich Panikattacken und begann eine Therapie. Die Therapeutin arbeitete verhaltensorientiert. Als ich zum Ende meiner Ausbildung den Wohnort wechselte, wechselte ich auch meine Therapeutin, die dann „psychoanalytisch fundiert" arbeitete.

Die Stimmung innerhalb der Therapie war in beiden Fällen kühl, distanziert, abgegrenzt und wenig warm. Ich fühlte mich unwohl und fehl am Platz. Es war eng und lieblos, ausserdem fühlte ich mich nicht gesehen.

Viele Jahre, nachdem ich die Therapie abgeschlossen hatte, suchte ich aufgrund von Verwicklungen in einer Dreiecksbeziehung erneut einen Therapeuten auf. Von Anfang an war die Atmosphäre offen, still, liebevoll und zugewendet. Ich konnte mit allem, wie ich war und was mich beschäftigte, da sein. Es wurde schnell deutlich, dass ich gekommen war, um meine Vatergeschichte aufzuarbeiten und die Folgen des „ehrbaren Inzests".

Damals war ich ein sehr scheuer und schüchterner Mensch. Ich hatte Angst vor Männern und ich hatte Angst, mich auf Männer einzulassen. Grundsätzlich war ich eine angepasste Persönlichkeit und wusste weder wer ich war, noch was ich wirklich wollte. Es war mir nicht möglich, Nähe aufzubauen. Menschen gegenüber war ich misstrauisch und fühlte mich heimatlos. Anstelle eines Gefühls

---

[32] basic editions, 1999

von Beziehung zu meinem Vater hatte ich das Gefühl eines Loches im Bauch und dass mit mir etwas nicht richtig sei.

Die Bearbeitung der fehlenden Beziehung mit meinem Vater schlug sich vor allem in der Bearbeitung von Fragen, die ich hatte, nieder. Was ist die Aufgabe des Vaters? Was darf die Tochter, was nicht? Darf die Tochter den Papa heiraten? Wer folgt wem in der Beziehung, die Frau dem Mann, der Mann der Frau? Ausserdem hatte ich kein Bewusstsein darüber, wie ich auf Männer wirkte. Im Laufe der Therapie verschwand das Loch in meinem Bauch, ebenso das Gefühl nicht richtig zu sein. Ein Weh erfüllte mich zunächst über das, was nicht stattgefunden hatte bzw. nicht hatte stattfinden dürfen.

Gegen Ende der Therapie verliebte ich mich in meinen Therapeuten. Er war um einige Jahre älter als ich und lebte bereits mit einer Frau zusammen, auch hatte er bereits Kinder mit ihr. Ich fand ihn sehr attraktiv und sexuell als Mann sehr anziehend. Auch ihm erging es so und wir haben uns scheu unserer Beziehung gestellt, d.h. wir haben uns aufgemacht, die Wahrheit über unsere Beziehung herauszufinden. Wollte ich mich wirklich auf ihn und sein Beziehungsgeflecht einlassen?

Die Abklärung, die wir führten, dauerte etwas über ein Jahr. Sie war geprägt von Lebendigkeit und Ehrlichkeit. Häufig war ich traurig, denn allmählich schälte sich heraus, dass ich zu jung und noch zu unreif war. Ich war noch nicht fähig oder bereit, mich auf Mehrfachbeziehung einzulassen. Stattdessen rutschte ich in eine Krise, die mir, nachdem ich sie durchlebt hatte, viel Boden und Klarheit schenkte. Ich war meinem Therapeuten und späteren Freund sehr dankbar für die Zeit, die wir miteinander verbracht hatten. Es blieb eine grosse Liebe und tiefe Freundschaft.

Heilung fand für mich in der Beziehung zu meinem Therapeuten statt, nicht aber in den Beziehungen zu den beiden weiblichen Therapeutinnen, denn diejenige zum Therapeuten war wahrhaftig. Sie hat wirklich stattgefunden, sowohl während der Therapie als auch danach. Sie war geprägt von der Fähigkeit des Therapeuten, sich offen und ehrlich mit mir auseinanderzusetzen. Es hatte wirklich alles, was ich ansprach, Platz und durfte angeschaut werden. Es waren, ganz anders als bei den beiden Frauen, keine Begrenzungen durch ein Tabu oder Verbot spürbar. Der Therapeut war nicht durch Konditionierungen begrenzt, die unsere Beziehung hätte einschränken können, diese fand immer unmittelbar im Augenblick statt. Es wurde keine Distanz durch Bilder, Vorstellungen oder Konzepte geschaffen. Es war einfach nah.

Hervorzuheben ist, dass ich immer das Gefühl hatte, ihm als erwachsene Person und nicht als Kind gegenüberzutreten. Ich fühlte mich nicht kleingemacht oder gar entmündigt. Es war immer klar, dass ich für mein Handeln selbst verantwortlich war.

Nach diesen Erfahrungen bin ich zu dem Schluss gekommen, dass Therapeuten es sich und ihren Klienten schuldig sind, diese beschriebenen Qualitäten in sich und in ihrer Therapiestube aufzubauen. Ohne die Fähigkeit zu wahrhaftiger Beziehung kann Heilung nicht oder nur in sehr beschränktem Masse stattfinden. Ein Therapeut oder überhaupt wir Menschen können nicht in Beziehung stehen, wenn wir uns z. B. durch eifersüchtige Ehepartner oder schwierige Kollegen fremdsteuern lassen. Es ist wesentlich, dass wir innerlich allein und unabhängig handeln.

Ich erlaube mir hier auf das Genfer Gelöbnis zu verweisen, denn da heisst es unter anderem: *Die Gesundheit und das Wohlergehen meiner Patientin oder meines Patienten werden mein oberstes Anliegen sein. Ich werde die Autonomie und die Würde meiner Patientin oder meines Patienten respektieren. Ich werde den höchsten Respekt vor menschlichem Leben wahren.*

Im Nachhinein vermute ich, dass meine damaligen Therapeutinnen neben ihrer therapeutischen Abstinenz einfach selbst beziehungsunfähig waren.

Um gesunde Kinder in die Welt zu setzen benötigt es eine lebendige Beziehung zwischen Eltern und Kind und ein lebendiges Ausloten von Grenzen. Ein Kind benötigt Raum für Zuneigung und Liebe, die es selbst bestimmt. Als Tochter brauche ich die Freiheit, mich als heranwachsende Frau in der Beziehung zum Vater zu erleben und zu erfahren. Ängste, Konditionierungen und die Unfreiheit des gegengeschlechtlichen (ggf. auch geichgeschlechtlichen) Elternteils führen zum „ehrbaren Inzest" und seinen Folgen, wie ich sie von mir selbst beschrieben habe. Um Heilung zu bewirken, benötigt der Therapeut die Fähigkeit zu wahrhaftiger Beziehung.

Zum Abschluss noch eine Ausschnitt aus „kirschbaumblütenblätterweiss":
(...) „Draussen im Fluss glitt ein Stück Holz vorbei, der Nacht entgegen, die frisch von Osten kam. Der Glanz des weiten Himmels ruhte auf nassem Moder. Hannah sprach: „Es soll keine Rechtfertigung sein. Es gibt keine. Die ganze Verantwortung gehört zu mir, das sehe ich jetzt. Und ich kann es nicht und nie mehr gut machen. Aber sie haben mich eingespannt für ihre unlauteren Motive. Elsbeth und Werner vor allem und in ihrem Fahrwasser Jörg und seine Clique. Sie haben mich benutzt, damit ich in meiner Verwirrung meinen Zorn und meinen verletzten Stolz, ihre Gefühle des Neides, der Eifersucht, ihre Autoritätsproblem mit dir und ihren Machthunger, ihre Kontrollbedürfnisse ausagierte. Sonst wäre es wohl nicht so weit gekommen. Statt dass sie mir geholfen hätten zu sehen, dass jeder für seine eigenen Gefühle ganz allein verantwortlich ist, stachelten sie mich an, dich dafür zur Rechenschaft zu ziehen. Das, was sie selbst gerne gewollt hätten, aber wozu sie nie den Mut fanden. Und dann der Medienrummel und die wütende Masse im Dorf und überall. Bevor ich überlegen konnte, war alles schon meinen Händen entglitten. Als ich zur Besinnung kam, war es nicht mehr zu stoppen. Das ganze Unglück." Langsam beruhigte Hannah sich. Still weinte sie jetzt vor sich hin. Ihre Lider waren geschwollen und gerötet und niedergeschlagen. Die hellen, langen Wimpern verbargen das Grün ihrer Augen, in einem vollen wächsernen Gesicht. Die Spannung liess nach und Frieden breitete sich aus zwischen Sebastian und Hannah. Wärme floss. Liebe floss. (...)

Von der Angst, sich selbst zu sein und der Befreiung zur Liebe – von Andreas Braun

Als ich den Erfahrungsbericht verfasste, war ich wieder mit der Angst vor dem Ärger konfrontiert, den ich mir allenfalls einhandle, wenn ich öffentlich ausdrücke, was ich denke und fühle. Es geht mir manchmal immer noch so, dass ich das Gefühl habe, mit meiner Sinnlichkeit und Lebendigkeit verboten zu sein. Die Wahrheit zu sagen, macht zuerst Angst, weil man sich mit ihr so total alleine und verletzlich fühlt.

Biographie und Vorgeschichte

Meinen Bericht möchte ich beginnen mit meiner Mutter. Sie ist letzten Herbst nach kurzer schwerer Krankheit gestorben. Traurig ist für mich vor allem die verpasste Liebesgeschichte mit ihr.

Sie war die erste Frau in meinem Leben und als ich etwa acht Jahre alt war, fühlte ich mich sexuell sehr stark von ihr angezogen. Ich hatte erotische Fantasien und Träume und besass ein Foto, worauf sie als zwanzigjährige wunderschöne und sinnliche Frau in einem enganliegenden Kleid zu sehen war. Die sexuelle Energie brach damals in mich ein wie ein Orkan. Vielleicht hat mein Vater die Anziehung zu meiner Mama gespürt und mich deswegen so oft verprügelt. Ich weiss es nicht, zumal meine Mama ihm wahrscheinlich zu diesem Zeitpunkt bereits keinen Sex mehr gegeben hat. Als ich zwölf war, entdeckte sie meinen steifen Penis in meiner Schlafanzughose und schimpfte mit mir, woraufhin ich vor Scham in den Erdboden versunken bin.

Als meine Mutter starb, schien sie mit dem Verlassen des Körpers wieder zu dem sinnlichen und lebendigen Wesen zu werden, das ich einst so geliebt habe. Noch längere Zeit nach ihrem Tod spürte ich sie ganz nah und innig in mir. Das berührt mich tief. Aber leider habe ich es nicht geschafft, ihr am Totenbett zu sagen, wie sehr ich sie liebe.

Die ersten 25 Jahre meines Lebens war ich oft kraftlos und unglücklich oder ruhelos und getrieben. Wegen Ängsten und Panikattacken begann ich eine Analytische Psychotherapie nach C.G. Jung. Meine damalige Partnerin spürte meine unterdrückte sexuelle Anziehung zu anderen Frauen und reagierte mit Eifersucht. In der Therapie erkannte ich den Zusammenhang zwischen meinen Ängsten und der in mir unterdrückten sexuellen Energie. Am Ende der Therapie hatte ich einen Traum, in dem ich mit mehreren Frauen und Männern nackt in einer heissen Quelle sitze und mich ganz angekommen fühle. Dieses Bild wurde zu meiner Sehnsucht, die mich letztlich über viele Umwege zur Psycholyse, zum Tantra, zu Samuel Widmer und in die Gemeinschaft führte, in der ich nun seit fünfzehn Jahren lebe. Samuel verkörperte für mich das, wovor ich einerseits grosse Angst hatte, wonach ich mich aber gleichzeitig total sehnte. Indem er ganz direkt über Sexualität und Beziehung sprach, wurde es mir möglich, mich dem in mir Verbotenen allmählich zuzuwenden.

Kurz nachdem ich in die Gemeinschaft gezogen war, verliebte ich mich in meine jetzige Lebenspartnerin Celina. Der erste ernsthafte Versuch einer Liebe und eines Lebens zu dritt mit meiner damaligen Frau Karin, die mir inzwischen in die Gemeinschaft gefolgt war, endete nach fünf Jahren in einer sehr schmerzhaften Scheidung. Ich blieb in der Dreiecksgeschichte gefangen in der Angst, am Ende alleine dazustehen und alles zu verlieren. Darin hab ich mich selbst verloren, bis ich nicht mehr wusste, wer ich eigentlich bin und was ich wirklich fühle. Dadurch konnte ich keine Entscheidungen mehr treffen, war wie gelähmt, habe aber trotzdem versucht, es beiden Frauen irgendwie recht zu machen. Das konnte nicht gut gehen.

Nach der Trennung von Karin habe ich mit Celina noch einmal von vorne begonnen und gelernt, mich ganz auf eine Zweierbeziehung sowie auf ein neues Quartier hier in der Gemeinschaft einzulassen: die Sternenmatt. Nach vielen Jahren kam eine neue Chance. Ich habe mich in Kasia verliebt. Kasia lebt mit ihrem Mann Sebastian und ihren fünf Kindern im Haus gegenüber.

Geliebte Monster

Zu meinen Gefühlen zu stehen, zur Liebe und zur Wahrheit war die ersten Jahre oft eine Auseinandersetzung mit der Angst und dem Verrat, denn der Angst zu folgen und nicht zur Wahrheit zu stehen, ist Verrat.

Es ist eindrücklich zu sehen, dass die Angst daraus entsteht, dass man nicht ganz sich selbst ist. Es ist immer etwas zwischen einem und der Wirklichkeit, wie eine Glaswand. Weil die Angst aber viele Gesichter trägt, spürt man sie oft gar nicht und man legt sich allerhand Ausreden zurecht. Als ein Meister darin, Ausreden zu erfinden, hatte ich viel zu lernen über Ehrlichkeit und Integrität.

Eine weitere Partnerschaft zu wollen, ist das eine, die Fähigkeiten dafür zu entwickeln, dass etwas Gutes und Blühendes daraus wird, etwas ganz anderes. Um dranzubleiben und das eigene Wollen nicht mehr von anderen abhängig zu machen, braucht es Beharrlichkeit und Freiheit. Weil das eigene Wollen in einer polyamoren Konstellation auf andere Beteiligte trifft, werden dadurch im ganzen Beziehungsgeflecht bei allen viele Gefühle ausgelöst. Daher musste ich vor allem die Bereitschaft entwickeln, diese ganzen Gefühle zu akzeptieren, insbesondere meine eigenen auszuhalten und nicht auszuagieren. Aber zu Beginn, wenn noch alles ganz nett ist, das Verliebtsein, der eigene Vorteil und das Vergnügen im Vordergrund stehen, ahnt man noch wenig von den Abgründen, die sich nach einer gewissen Zeit unweigerlich auftun, denn unter der Anpassungsschicht lauert eine wahre Hölle an Dämonen, die einem, wenn man nicht aufpasst, das Leben zerstören können. Man lernt sich und seinen Partner so richtig kennen, zu lieben und zu hassen. Um das alles in Schach zu halten, gibt es wohl das Inzesttabu. Es geht um Macht und um Besitzverhältnisse die nicht angetastet werden dürfen.

In dieser Monsterphase der losbrechenden Egokämpfe wusste ich oft, nicht mit mir selbst und den heftigen Reaktionen der beteiligten Menschen umzugehen und auch mit der Ablehnung durch andere, der Moral in mir und im Aussen.

Irgendwann gelang es mir besser, nicht mehr so stark zu reagieren und mich den darunter liegenden Gefühlen zu öffnen wie dem Ausgeschlossensein der Ohnmacht und Hilflosigkeit. Die innere Konfrontation mit diesen Zuständen stellte eine grosse Herausforderung dar, weil sich zuerst alles in mir wehrte und ich nicht einsehen wollte, mit meinen Gefühlen alleine zu sein. Jeder, der solche Lebensexperimente macht, wird geprüft, ob er das wirklich will. Vielleicht geben daher auch viele an diesem Punkt wieder auf.

Auch ich bin so konditioniert, dass ich zuerst einmal lieber andere ausschliesse als mich selbst ausgeschlossen zu fühlen. So funktioniert Gesellschaft: Konkurrenz statt Kooperation. «The winner takes it all», heisst es dazu treffend in einem bekannten Lied. Aber wir können nur gewinnen, wenn jeder blühen darf. So funktioniert Gemeinschaft: Kooperation statt Konkurrenz. Wir und Du statt Ich und noch mehr ich.

Das Verlassensein ist ein Gefühl, mit dem ich lange gerungen habe. Weil ich selbst Angst hatte, von Celina verlassen zu werden, habe ich zu Beginn der Beziehung mit Kasia immer wieder meine Wahrheit versteckt. Immer wieder ging und geht es darum, zu mir zu stehen und das Verlassensein zu riskieren. Wenn man hier nicht ernstmacht, ist man nicht verlässlich. Um das Verlassensein habe ich lange einen Bogen gemacht, vielleicht weil mir zuerst eigene traumatische Kindheitserfahrungen zu viel Angst gemacht haben. Irgendwann habe ich aber gesehen, welche Freiheit darin liegt, selbst verlassen zu dürfen sowie auch ganz zu akzeptieren, dass man immer wieder verlassen wird, denn dann erkenne ich, wer du wirklich bist und eine echte Beziehung von Wesen zu Wesen wird überhaupt erst möglich. Wer bist du? Wann kommst du? Wann gehst du wieder? Was brauchst du? Wenn du mich nicht verlassen darfst, kannst du kein Geschenk mehr für mich sein, und das will ich nicht!

Fazit

Wenn man genügend Ernsthaftigkeit aufbringt, wird man sich über kurz oder lang durch alle Gefühle durcharbeiten und in den sogenannten abgewehrten Gefühlen zentrieren können. Oder man wird scheitern, weil der unreifen, egozentrischen Persönlichkeit die Energie fehlt, um die Prozesse und Zustände zu halten. Dann gibt es keinen Stand im Inneren des Orkans.

Vor zwei Jahren war der Zeitpunkt für ein tieferes Einlassen gekommen und ich wollte für Kasia einen Raum schaffen. Gerade wurde die Wohnung neben uns frei. Da zudem für Benjamin, Celinas siebzehnjährigen Sohn, ein seinem jugendlichen Alter entsprechendes Zimmer benötigt wurde, haben wir diese Wohnung hinzugemietet. Wie so oft, wenn ein Schritt wirklich stimmig ist, kommen auch die Mittel, um diesen zu materialisieren.

Kann ein Mann eine Frau teilen?

Ich möchte ich noch etwas zur Beziehung der Männer zueinander sagen. Nach einer Phase eher oberflächlichen Bemühens hatten Sebastian, Kasias Mann, und ich schliesslich zugegeben, dass wir nicht miteinander wollen. Im Nachhinein war dies ein Schritt zu mehr Wahrheit, Tiefe und letztlich zu Freundschaft. Es musste zuerst einmal Platz bekommen, dass wir nicht teilen wollen und jeder von uns musste die Konsequenzen davon tragen. Wir gingen uns für eine gewisse Zeit aus dem Weg und redeten nicht mehr miteinander. Das ist wohl zunächst einmal die Wahrheit, die auch tief im kollektiven Bewusstsein verankert ist: Männer wollen Frauen nicht teilen. Mann findet mehr oder weniger gute Gründe, das eigene Nichtwollen zu rechtfertigen und den anderen abzulehnen. Wenn ich ehrlich bin, entdecke ich in mir unter anderem Gefühle wie Wut und Nichtwollen, Konkurrenz, Neid, Angst und Trotz, Minderwertigkeit, Ausgeschlossensein, Ohnmacht, Hilflosigkeit, Ausgeliefertsein, Angewiesensein.

Schliesslich haben Sebastian und ich begonnen, unser Schicksal und die Wahllosigkeit darin zu sehen. Irgendwo auf diesem Weg fand ein allmähliches Erwachen statt für Freundschaft und ... Gemeinschaft?

Ein Gedicht an alle Männer

Wir sehen uns
und sehen uns nicht.
Wir sind Freunde
und wir sind es nicht.

Wenn ich es will ...
Wenn Du es willst ...

Dann werden wir beide stehen bleiben,
zerzaust und gebogen,
in alle Richtungen gezogen.
Wir haben es gemacht
und es riskiert.
Jetzt wird die Wahrheit klar
-wir sind beide da!
Jeder an seinem Platz
und dort ein König
treffen wir uns im Einen
(und haben uns nötig?).

Natürlich finde ich es gundsätzlich schon erleichternd, den anderen Mann zu mögen. Eigentlich hatte ich zuerst mehr mit Sebastian zu tun als mit Kasia. Er gehörte zu den Männern, mit denen ich befreundet sein wollte. Es ist kein Geheimnis, dass wir es immer wieder nicht einfach haben miteinander und der Situation. Man könnte auch sagen, dass wir durch vieles hindurchgegangen sind, aber zur Zeit spüre ich auch, dass da etwas gewachsen ist und trägt. Ausser ihm ist bisher kein Mann mit mir diesen Weg gegangen. Wir sind beide da – das ist das, was zählt.

Alleinsein – das letztendliche Ziel von Beziehung?
Auch wenn es immer wieder echt schwierig ist, so ist es doch viel besser als ohne das alles nach dem Motto «Es geht nicht und es geht.» Manchmal erscheint alles vollkommen unlösbar, ist aber gleichzeitig ein unwahrscheinliches Glück, so empfinde ich es immer wieder. Es ist etwas, das man nicht mehr lassen kann, wenn es einen gepackt hat. Und ich entdecke gerade, dass ich immer mehr ganz alleine glücklich sein kann. Ist das das letztendliche Ziel von Beziehung?

Frei vom Inzesttabu – von Joshuan Nicolet

Welche Auswirkungen hat das Inzesttabu auf unser Leben und wie würden unsere Beziehungen, unsere Familien und unsere Welt aussehen, wenn wir das Inzesttabu überwinden und integrieren würden und in Freiheit und Liebe miteinander leben?

Ich würde nicht sagen, dass ich frei vom Inzesttabu bin – das mal vorne weg. Es wirkt in alle Lebensbereiche und Beziehungen hinein, zudem ist es extrem schwierig, sich eine Welt, die frei ist davon, vorzustellen geschweige denn, darüber zu reden oder sich darüber auszutauschen, ohne komplett missverstanden zu werden oder sich zu verstricken, weil es ein so komplexes Thema ist und es in unseren Köpfen durch das Tabu verzerrt, zensiert oder pervertiert wird. Jeder Versuch, sich einen Zustand, in dem man frei ist vom Inzesttabu, vorzustellen und ihn zu beschreiben, wäre im besten Fall nur eine Annäherung an eine Wirklichkeit, die man doch nur im Erleben wirklich fassen kann. Trotzdem habe ich das Gefühl, ich wurde weitestgehend verschont von den Folgen, die allgemein in unserer Welt grassieren, die durch das unglaublich massive Tabu entstehen, im Speziellen durch den ehrbaren Inzest.

Mir wurde als Kind viel Liebe meiner Eltern geschenkt und ich hatte dadurch ein optimales Klima zur Entfaltung: viel Freiheit, bestimmte Grenzen da, wo sie nötig waren, genug Aufmerksamkeit und Fürsorge, obwohl wir schon früh auch lernten, allein zu sein, auf unsere Sachen selbst zu schauen und die Verantwortung selbst zu übernehmen, und ich war darin sehr glücklich, unschuldig, frei, wild und lebendig. Ich sage auch immer von mir selbst, dass ich, bis ich fünfzehn war, nicht gedacht habe. Ich habe kaum konkrete Erinnerungen an die Zeit davor und war auch nie genötigt, mir viele Gedanken zu machen. Das Leben entfaltete sich und lebte sich selbst. Dazu muss ich sagen, dass dies auch sehr auf die Person ankommt – und so ging es mir. Meine Schwester, die den Film „Ich bin tabu" zum Thema Inzesttabu gemacht hat, der gestern Abend hier aufgeführt wurde, ist da ganz anders, funktioniert anders, lernt anders, entfaltet sich anders – und ist wunderbar!

Ich stiess später auf das Tabu, nicht durch das Leiden an den Symptomen, sondern vielmehr durch das Erwachen und Entdecken der Welt um mich herum und das Wahrnehmen von unglaublichen Wahrnehmungsschranken, Beziehungsunfähigkeiten und mir seltsam anmutenden, unlogischen Verhaltensweisen in Form von Systemen, Moral und Gepflogenheiten anstelle eines natürlichen, auf den Moment und die Beziehung abgestimmten, lebendigen Umgangs.
Ich war es gewohnt, dass alles in Ordnung war, man mit allem sein darf und mit allem zu einem Gegenüber kommen kann, dass dies kein Problem ist, sondern interessiert und freudig aufgenommen, angehört, besprochen oder unterstützt wird.

Ich gehe jetzt hier nicht mehr auf die Erklärung und Begründung des Inzesttabus ein, das kommt ja zur Genüge an diesem Kongress vor und wird von Leuten übernommen, die sich ausführlich damit auseinandergesetzt, das Problem grundlegend analysiert und verstanden haben und dies wahrhaft meisterlich erklären können. Ich gehe jetzt einfach davon aus, dass alle hier ein Grundverständnis davon haben, was wir mit Inzesttabu meinen, und dass es einen konkreten Zusammenhang hat mit dem Umgang miteinander in den unterschiedlichsten Beziehungen.

Es war für mich persönlich auch immer eher irrelevant, diese Zusammenhänge zu verstehen und analytisch zu untersuchen, da dies, wie gesagt, für mich als Kind komplett unwichtig und unnötig war beziehungsweise ich überhaupt nicht auf die Idee gekommen wäre, mir darüber Gedanken zu machen, und das Thema erst mit der Irritation, die entstand, als ich wirkliche Liebesbeziehungen zu leben begann, in mein Leben kam.

Aber jetzt eben zu meinem Thema: Für mich war in dieser Welt die Unfähigkeit, sich frei zu lieben, in allen Beziehungen, immer und überall, das grösste Problem. Zum einen habe ich es nicht verstanden und wollte es nicht verstehen. Zum anderen habe ich auch immer aktiv unter dem Mangel freier, ehrlicher und lebendiger Beziehungen gelitten und dieser hat mir viele Schwierigkeiten beim Erwachen für diese Welt beschert. Bis heute gab und gibt es immer wieder Situationen, in denen ich die Verweigerung oder Unfähigkeit der Personen um mich herum, nicht frei und logisch auf die Umstände und Beziehungen zu schauen, nicht verstanden habe und deswegen blauäugig in gewisse Katastrophen hineingelaufen bin. Ich und meine beiden Frauen haben z. B. versucht, zu dritt zu leben (eine Weile ist uns dies auch echt schön geglückt) und ich habe auch von beiden ein Kind. Schlussendlich wird es aber nun mit meiner ersten und Frau, meiner offiziellen Ehefrau, wohl auf eine Scheidung hinauslaufen. Sie hat in sich die Voraussetzungen nicht angelegt, dass es funktioniert. Oder vielmehr sind gewisse Muster so angelegt, dass ihr die Fähigkeit dazu fehlt – spontan sein, Vertrauen in sich, ineinander und ins Leben haben, kreativ sein, liebevoll, zärtlich und kraftvoll. Dies käme Magie gleich und – ich meine, wer glaubt schon an Magie? Und dies erst recht in Beziehungen und dem Teilen dieser! Aber glaubt mir, es gibt diese Magie, wer wirklich Selbsterkenntnis oder Lebensforschung betreibt, stösst ganz schnell und überall an das unerklärliche Wunder des Lebens und die Magie darin ...

Heute kann ich sagen, dass das, was wir hier mit dem Überbegriff „Inzesttabu" beschreiben, im Grunde für all diese Probleme und Schwierigkeiten verantwortlich ist. Und – um nochmals darauf zu verweisen – es treten hier an diesem Kongress ja super Leute auf, die diese Mechanismen und Probleme wunderbar beschreiben und erläutern können, sich viel damit auseinandergesetzt haben und sehr erhellende Beiträge dazu liefern.

Aber jetzt: Eine Welt frei davon; das Tabu würde angeschaut werden, ans Licht geholt, man würde sich darum kümmern, sich damit beschäftigen, es lösen und wieder vergessen. Alles um dieses Thema herum würde sich entspannen und man wäre tatsächlich frei davon, eine freie Energie, die jederzeit neu, bewusst und voll verantwortet ihre Entscheidungen trifft. Das ist die Essenz meiner Beschäftigung mit dem Titel meines Erfahrungsberichtes. Man muss oder kann ja gar nicht ins Detail gehen, aber jeder wäre sich selbst und man könnte in Freiheit miteinander leben. Dies gäbe eine komplett bewusstere, friedlichere und schönere Welt und es wäre auf jeden Fall allen gedient damit.

Hierfür schlug immer mein Herz und es wird wohl in diesem Leben meine Passion bleiben, dies zu vertreten und auch noch mehr und richtig in meinem Leben zum Blühen zu bringen. Ich will damit leben.

Beim unschuldigen und fröhlichen In-Beziehungen- und In-Ehekrisen-Hüpfen und beim Betrogen- und Belogenwerden in den letzten Jahren und auch mit der Vorbereitung auf diesen Kongress habe ich gemerkt, dass ich mich eben gerade auch mit dem malignen Widerstand dieses Tabus auseinandersetzen muss und dies für mich und das Verstehen der Menschen und der Welt wichtig ist. Zum anderen schafft es wiederum auch nur Missverständnisse und löst das Tabu nicht, wenn man auf einer gesunden und freien Welt beharrt.

Mich persönlich hat das Leben ganz deutlich darauf aufmerksam gemacht, dass meine Aufgabe darin besteht, den ganzen Mechanismus darin zu verstehen und einen Umgang damit und mit der Welt zu finden. Es kam eine Zeit lang gehäuft vor, dass ich beklaut und belogen wurde und es damit richtig schwierig hatte, da ich dies den Menschen nicht zugetraut hätte, die Gründe dafür nicht verstanden habe und mich auch irgendwie geweigert habe, das so anzunehmen, dass es tatsächlich so ist, unsere Welt und die Menschen und dass es hier weniger gemütlich und schön ist, als ich es gerne hätte oder sogar bräuchte. Dies gab und gibt es für mich eindeutig zu lernen und den Umgang damit, um zumindest stückweise etwas anderes und Lebendigeres und auch Schöneres leben zu können, was ich ja zum Glück schon in die Wiege gelegt bekommen habe.

Ja, wir stecken nun einmal in einer unfreien und kranken Welt und um richtig damit umzugehen – das habe ich bis jetzt gelernt – bedarf es viel Energie, Beharrlichkeit, Humor, Sanftheit, Ehrlichkeit, Unbestechlichkeit, Verständnis, Mitgefühl und Freiheit. Also die Makellosigkeit und Liebe eines Kriegers.

Daher mein Fazit: Wir stehen eher an dem Punkt in der Welt, an dem wir das Tabu komplett verdrängen, überhaupt nicht verstehen, blind und stumpf weiter am Leben erhalten, unsere Befreiung davon nur langsam voranschreiten wird und man mehr Freiheit nur bei sich, in einzelnen Beziehungen und an gewissen Orten leben kann.

Von der Glückseligkeit, jemanden gemeinsam lieben zu dürfen – von Romina Mossi

Was ist das Geheimnis einer harmonischen, absolut konfliktfreien, erfüllten Liebesbeziehung zu vielt, in der die Liebe, Glück, Einssein und Alleinsein miteinander verschmelzen? Ein Versuch, dieses Geheimnis zu enthüllen im Wissen darum, dass Liebe sich eigentlich nicht erklären lässt, weil sie selber ein Geheimnis ist.

Der Titel meines kurzen Erfahrungsberichtes lautet «Von der Glückseligkeit, jemanden gemeinsam lieben zu dürfen». Als ich dazu eingeladen wurde, von meiner Erfahrung in einer konfliktfreien und erfüllten Liebesbeziehung zu vielt zu erzählen, habe ich mich sehr gefreut, weil es natürlich immer eine besondere Freude ist, die anderen an etwas Schönem teilhaben zu lassen. Ich habe aber schnell bemerkt, dass es gar nicht so einfach ist zu erklären oder herauszufinden, was das Geheimnis einer konfliktfreien Mehrfachbeziehung ist. Es ist nämlich viel einfacher, und das wissen Sie wahrscheinlich alle, herauszufinden, wieso etwas *nicht* funktioniert, zu identifizieren, was man alles falsch macht oder was man vermeiden sollte. Ich versuche es aber trotzdem.

Zuerst noch etwas zu der Struktur unserer Mehrfachbeziehung: Als ich die Beziehung mit Samuel angefangen habe, hat er mit zwei Frauen gelebt, Danièle Nicolet Widmer und Marianne Principi. Zusammen haben sie neun Kinder. Ich kam also in die Beziehung als letzte dazu. Dies ist die *einfachere* Position. In dieser Position habe ich nämlich alles geschenkt bekommen, nicht nur von Samuel, sonder auch von seinen Frauen und seinen Kindern. Diese haben auf «ein Stück» Samuel für mich verzichten müssen, alle haben auf etwas verzichten müssen, Strukturen wurden verändert, Terminpläne auf den Kopf gestellt, um mir Platz in der Familie zu schaffen. Ich habe so viel bekommen und wurde so wohlwollend und mit so viel Liebe von allen willkommen geheissen. Konflikt wäre nicht die passende Art gewesen, sich dafür dankbar zu zeigen.

Ich hatte ausserdem das Glück, zu einer perfekt funktionierenden Liebesbeziehung dazu zu kommen, zu Samuel und Danièle, wo die Konfliktfreiheit schon gegeben war, zu Danièle, die vielleicht die einzige Frau ist, die ohne schwierige Gefühle – ganz im Gegenteil! – ihren Mann teilen kann. (Weil sich die Art von Beziehung zwischen Samuel und Marianne im ersten halben Jahr verändert hatte, kann ich hier, was z. B. das Teilen der Sexualität, das innige Zusammensein, gemeinsame Ferien usw. eher von meiner Beziehung zu dritt mit Danièle und Samuel reden.)

Diese beiden Aspekte (als letzte zu einer perfekten Liebesbeziehung zu kommen) sind zwar gute Voraussetzungen, aber noch nicht *das* Rezept für die Garantie einer konfliktfreien Liebesbeziehung. Was ist also das Geheimnis?

Fangen wir trotzdem mit dem mal an, was man nicht tun soll.

Einerseits ist es das Besitzdenken. Es muss mir klar sein, dass der Mann nicht mir gehört. Niemand besitzt niemanden, in der Beziehung und überhaupt. Ich kann von mir aus entscheiden, meinem Mann ganz und ausschliesslich zu gehören, ihm das zu schenken, aber das kann ich von ihm nicht verlangen. Er gehört nicht mir. *Freiheit* ist also eines der Geheimnisse: die totale Freiheit, die man dem anderen schenkt, die Möglichkeit, die man ihm gibt, ganz frei, ganz sich selbst, wahr und ehrlich zu sein. Aber auch die eigene totale Freiheit, im Ausdruck der eigenen Wahrheit, der eigenen Wünsche.

Das führt zum nächsten der Geheimnisse: das *Alleinseinkönnen*. Freisein geht Hand in Hand mit dem Alleinsein. Nur wer allein sein kann, ist total frei und trotzdem ganz bezogen. Dann sind die Momente, in denen man getrennt ist, nicht ein Verzicht. Ich war zwar alleine, als Samuel nicht bei mir war, aber ich war nicht einsam. Ich habe mich auch nie ausgeschlossen gefühlt, weil die Liebe, die Beziehung zu den anderen immer da war, auch wenn man durch Ozeane getrennt war. Die Liebe, das Einssein, geht über die räumliche Trennung hinaus. Mehrmals am Tag war dann ein Abschied, aber mehrmals auch ein Wiedersehen, worauf wir uns gefreut haben, weil wir uns wieder entgegenhüpfen durften. Jeder Augenblick zusammen wird ein Geschenk. Die Beziehung bleibt dabei lebendig und immer neu.

Auch vergleichen sollte man nicht. Jede Liebesbeziehung ist für sich die schönste, es darf unendlich viele Jahrtausendlieben geben, eine schöner als die andere und jede ist darin die Schönste. Ich habe es geliebt, Samuel und Danièle zuzuschauen, zu sehen, wie sie sich geliebt haben, was für eine besondere und wunderbare Liebesbeziehung sie haben. Die Schönheit ihrer Liebesbeziehung hat aber meine nicht «kleiner» gemacht.

Wenn man nicht vergleicht und allein sein kann, verschwinden Gefühle wie Eifersucht, Neid, Einsamkeit, Konkurrenz, Minderwertigkeit, Zu-kurz-Kommen usw. Alle diese Gefühle sind nur ein Ausdruck davon, dass man in der Beziehung nicht eins ist. Oder alles einfach ein Ausdruck davon, dass man die Liebe, die richtige, wahre, bedingungslose, unverbrüchliche und ewige Liebe nicht kennt. Aber was macht es, dass man diese Gefühle nicht hat?

Weil sich die schwierigen Gefühle normalerweise in Bezug auf „die andere Frau" zeigen, habe ich in diesem Zusammenhang meine Beziehung zu Danièle angeschaut. Unsere Beziehung hat in den Therapiestunden angefangen. Dieses Inzesttabu war das erste, das mir, obwohl unbewusst, entgegenkam. Aus der Klientin-Psychotherapeutin-Beziehung wurde mit der Zeit eine schöne, tiefe Freundschaft zuerst, eine Wesens- und Liebesbeziehung danach. Es ist einfach geschehen, ohne dass ich Verbotenes darin gesehen habe oder irgendwelche Tabus zu lösen hatte. Ich bin einfach der Liebe gefolgt, auch als dann das Beziehungsangebot von Samuel kam. Es ist einfach geschehen, und alles schien für mich absolut normal.

Vielleicht ist wirklich die *Liebe* das Geheimnis einer konfliktfreien Beziehung. Die Liebe nicht nur für den Mann, sondern für die andere Frau auch. Es ist eine gemeinsame Liebesbeziehung. Wenn ich meinen Mann wirklich liebe, ist mir sein Glück das Wichtigste. Und wenn ich seine Frau liebe, ist mir auch ihr Glück das Wichtigste. Ihr gemeinsames Glück. Oder um es mit Samuels Worten auszudrücken: Nur wenn das, was jeder in seiner Tiefe vom anderen möchte, genau dessen innerstem Wesen entspricht, ist Konfliktfreiheit möglich.

Ist dies also das Geheimnis? Die echte Liebe? Ich weiss es nicht. Die Liebe kann man nicht erklären, nur wer sie kennt, weiss, wovon man redet. Wobei ich mir damit nicht anmassen möchte, die Liebe absolut zu kennen. Ich kenne sie zumindest in meiner Beziehung zu Samuel und Danièle. Diese tiefe, wahre, unverbrüchliche Liebe, die über den Tod hinausgeht, und die man so gut wie nie trifft.

Oder vielleicht ist das Geheimnis eine grundsätzliche, angeborene Fähigkeit, konfliktfreie Beziehungen zu leben; vielleicht sind es Wesensbeziehungen, Wesen, die schon immer füreinander bestimmt waren und sich auf der Erde wieder finden?

Auf jeden Fall ist das Lösen dieser Art von Inzesttabu empfehlenswert. Es war schön zu dritt. Es war schön, gemeinsam einen Mann lieben und verwöhnen zu dürfen. Und gemeinsam mit dem Mann die andere Frau lieben und verwöhnen dürfen. Ich vermisse diese Zeit, die wir zu dritt gemeinsam hatten.

Wenn ich meine Vision einer Welt, die das Inzesttabu gelöst hat, beschreiben müsste, würde ich meine Zeit mit Samuel und Danièle als Beispiel nehmen dafür, was möglich ist.
Verliebt, glücklich, eins, zusammen und trotzdem darin ganz alleine.

Sonstige Darbietungen

Einblick in die sakralen Bewegungen („Movements") Gurdjieffs – von Romina Mossi

Die «heiligen Tänze» («Movements») von Georges I. Gurdjieff sind genauso wie Psycholyse, Tantra und Gemeinschaftsbildung in der Echten Psychotherapie ein Hilfsmittel auf dem Weg der Selbsterkenntnis. Entwickelt von Gurdjieff als Hauptinstrument seiner spirituellen Lehre, entführen uns diese Tänze mit ihrem besonderen Zauber und ihrer Herausforderung in einen meditativen Raum der Achtsamkeit und Disziplin, der Wahrnehmung und des Fühlens, der Selbsterkenntnis und Stille.

Mit einfachen Tänzen möchten wir die Kongressteilnehmer dazu einladen, zusammen ihre Schönheit zu erleben, mit dem Ziel, einen Raum der Einheit und der Liebe zu schaffen.

Mit der Vorführung des Tanzes «La Croix/The Cross» möchten wir dem Publikum einen Eindruck der Schönheit dieser Tänze geben und mit ihm in einem tiefen, stillen, grossen Raum ankommen.

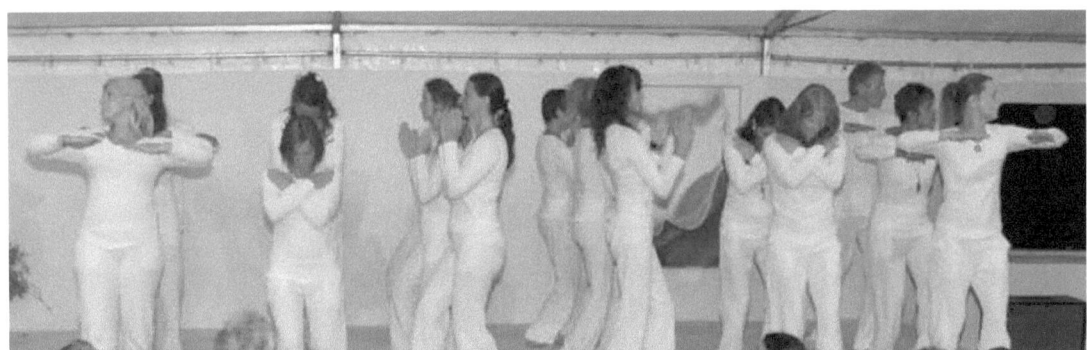

Workshop: Das Inzesttabu in sich und in Beziehungen erforschen – von Danièle Nicolet Widmer, Helena Gemmel, Kasia und Sebastian Weidenbach

Weil das Kongressthema dieses Mal ein so grundlegendes und gleichzeitig so anspruchsvoll ist, haben wir uns entschieden, anstatt viele kleine Workshops, *einen* grossen Workshop für alle anzubieten. Mit Hilfe von Übungen und meditativer Anleitung werden wir uns dem Thema annähern, das Tabu in uns selbst in Beziehung aufspüren, entdecken und erforschen.

Tut euch zunächst zu zweit zusammen. Schaut nach einer Person vom anderen Geschlecht, die euch interessiert, die euch anzieht, die ihr gerne kennenlernen möchtet, mit der ihr eine gewisse Ladung spürt in der Beziehung. Setzt euch gegenüber und schliesst die Augen.

Lass dir Zeit, um nachzuspüren, was sich jetzt in dir bewegt. Behalte deine Wahrnehmung für einen Moment bei dir, wandere mit deiner Aufmerksamkeit durch den Körper, sei ganz mit dir, einfach und wahr. Mit nach wie vor geschlossenen Augen dehne deine Wahrnehmung aus, sodass sie auch dein Gegenüber umfängt. Was verändert sich? Was gerät in Bewegung auf den unterschiedlichen Ebenen, dem Becken, dem Herzen, dem Kopf? Und als Letztes betrachte eure Beziehung, die Bezogenheit im Augenblick, unabhängig davon, ob ihr euch gut oder gar nicht kennt. Welche Impulse findest du in dir? Was würdest du gerne mit dieser Person teilen? Welche Fantasien werden in dir angeregt? Würdest du das auch umsetzen, in Handlung bringen oder gibt es nichts zu tun? Was ist deine Wahrheit? Könntest du auch «Nein» sagen? Finde eine Geste oder Berührung, die dieser Begegnung gerecht wird. Dann öffnet die Augen und tauscht euch aus.

Tut euch nun zu dritt zusammen, möglichst mit gemischten Geschlechtern.

Schaut, wo es eine Herausforderung für euch ist, ob als Paar mit jemand anderem, oder mit jemandem, der oder die euch besonders anzieht. Seid ehrlich beim Wählen, damit, wo ihr sein wollt, aber auch mit einem Nein, wenn das die Wahrheit ist.

Setzt euch zu dritt hin ohne zu sprechen und spürt, wie das sich anfühlt. Ist es anders zu dritt als zu zweit? Bist du anders? Was macht den Unterschied, was ist anders, beobachte, spüre dich und euch darin.

Dann öffnet die Augen, und stellt euch der Frage, wie man zwei Personen gleichzeitig anschauen kann. Zwei Personen gleichzeitig wahrnehmen. Was löst das in dir aus? Bist du ehrlich? Zeigst du dich, falls du einen Impuls in dir findest? Mutest du dich zu? Darf es auch ganz nah und intim werden? Wollen wir das? Darf alles sein, dürfte sich in diesem Moment die Liebe meines Lebens zeigen?

Und zum Schluss nochmal ganz still werden, nichts mehr tun, die Köpfe zusammentun und verschmelzen lassen, eins werden. Die Vögel in unserem gemeinsamen Gehirn zwitschern hören.

Dann löst euch wieder aus der Übung und tauscht euch zu dritt über die Erfahrung aus.

Zum Schluss führen wir noch ein gemeinsames Gespräch über das, was euch beschäftigt, alle zusammen im grossen Kreis.

Das Inzestbau in Bildern und Texten, gezeigt in einer Ausstellung – von Cristina Zotter mit Friedrich Aldrup und Kasia Weidenbach

Ist es denn wahr, dass wir nicht fähig sind, ein wirkliches Bezogensein, bei dem wir uns aus unserer Ganzheit heraus begegnen, zu lernen? Brauchen wir Muster, denen wir folgen können, die aber unsere Lebendigkeit einschränken, damit wir kein Unheil anrichten? Brauchen wir die stumpfe Gewohnheit, um uns vor dem Leben zu schützen?
Samuel Widmer, Das Inzesttabu, Heuwinkel, 2010

Das Inzesttabu scheint die Kernproblematik der ganzen Verirrungen der Menschheit zu sein. Es prägt unser gesamtes Zusammenleben bis in die Tiefe. Schon Sigmund Freud und Wilhelm Reich erkannten dies, doch wir haben diese Erkenntnisse immer wieder erfolgreich verdrängt. Es handelt sich eben um ein Tabu.

Beispielhaft ausgewählte Bilder und Zitate geben einen Einblick in diese Zusammenhänge und zeigen die gravierenden Konsequenzen des Inzesttabus – ein mit Scham und Schuld belegtes Leben, geprägt von Angst, Konkurrenz und Gewalt. Im Kontrast dazu zeigen wir, welches Glück eines friedlichen Miteinanders in Unschuld, Freiheit und Würde uns möglich ist und welche Schritte wir dafür zu tun haben. Konfrontierende Fragen ermöglichen dem Besucher, die eigene Betroffenheit aufzuspüren, denn alle sind wir in irgendeiner Weise darin verstrickt. Mit unserer Ausstellung möchten wir den Besucher für die Notwendigkeit wecken, das Inzesttabu zu verstehen und in uns aufzulösen.
Cristina Zotter

Wenn das Tao, die Liebe verloren geht,
erscheint die Moral.
Wenn die Moral verloren geht,
erscheinen Religionen und Gesetze.
Dann krempeln alle die Ärmel hoch,
und kämpfen gegen das Böse.
Lao Tse

Das Inzesttabu

Allgemein wird damit das Verbot gemeint, mit seinen Eltern, seinen Kindern oder seinen Geschwistern Sex haben zu dürfen. Wir verstehen das Inzesttabu nicht eingeschränkt auf das Verbot, Sex mit Blutsverwandten zu haben, sondern sehen sein Grundmuster aktiviert in allen Verboten rund um die Sexualität, zum Beispiel dem Verbot, die Frau seines Freundes oder den Mann seiner Freundin lieben zu dürfen. Das Inzesttabu meint das Tabu, sexuelle Anziehung zwischen Menschen ausserhalb einer gesellschaftlich „legitimierten" Beziehung wie einer festen Partnerschaft oder Ehe zuzulassen, wahrzunehmen, auszudrücken oder gar zu leben.
Samuel Widmer, zusammengefasst im Newsletter Juni 2019, https://www.samuel-widmer.ch/de/newsletter-3-2019-das-inzesttabu/

Erlaubst du dir, Anziehung oder gar Liebe zum Mann deiner Freundin oder zu einem deiner Arbeitskollegen zu spüren? Und würdest du es auch ausdrücken?

Das Inzesttabu ist das Tabu, wahrzunehmen. Wirklichkeit wahrzunehmen. Häufig Beziehungswirklichkeit. Dieses Tabu soll notdürftig regeln, was wir uns ohne den Schutz des Tabus nicht zutrauen: Einen stimmigen Umgang mit allen Begegnungs- und Beziehungssituationen, die uns in einem lebendigen Leben begegnen. Und bei der Beschäftigung mit dem Tabu geht es darum, sich über diesen Umstand bewusst zu werden, eben zu lernen, wieder wahrzunehmen.
Rahel Nicolet, Antwortschreiben an Hugo Stamm (der gesamte Briefwechsel ist nachzulesen in «Wir sind tabu», BoD, 2019)

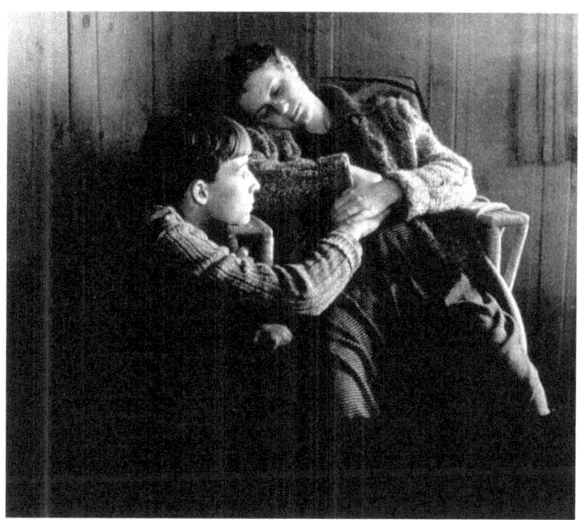

Film „Höhenfeuer" von Fredi M. Murer, 1985, Quelle: alamy

Eine altbekannte Geschichte, die kaum jemand zu erzählen wagt: In «Höhenfeuer» ist es diese der verbotenen Liebesbeziehung zwischen (den Geschwistern) Belli und Bueb. Quelle: filmstelle.ch
aus dem Film „Höhenfeuer" von Fredi M. Murer, 1985, Quelle: alamy

Beim Inzesttabu wird der Umgang mit einer heiklen Problematik, welche viel Feingefühl erfordert, als unlösbar betrachtet und deshalb einfach mit einem Tabu belegt. Dies führt zu Entfremdung, zum Verlust von Nähe zu sich selbst und zu den andern.
Samuel Widmer, Von der unerlösten Liebe zwischen Vater und Tochter, basic editions, 1995, S.56

Kannst du dich an Nähe und Zärtlichkeit mit deinem Vater oder deiner Mutter erinnern? Und wie war das später in deiner Pubertät?

Dein Vater erkannte eines Tages die Frau in dir, sah, dass du im Begriff warst, die Unschuld des kleinen Mädchens zu verlieren und dafür zu erwachen, dass du eine Frau bist und er ein Mann ist. Dein Vater konnte mit dieser Tatsache nicht umgehen. Er hatte es nie gelernt. Er traute es sich auch nicht zu, es zu lernen. Aber er war ein ehrbarer Mann, deshalb verstiess er dich. Besser keine Beziehung, als Gefahr laufen, sich nicht beherrschen zu können, einen Übergriff zu begehen. Das war das Ende der Liebe zwischen dir und deinem Vater, sofern sie nicht ohnehin schon früher zerbrochen war, der Beginn einer Beziehung, die keine ist, die von Bildern lebt. (...) Mit der Konsequenz von Konflikt und Leid. Das Ende von wahrhaftiger Beziehung. Das Ende der Liebe. All das nenne ich den ehrbaren Inzest. Was nicht stattgefunden hat, was sich dein Vater nicht zutraute, was sich niemand zutraut, ist ein lebendiger Abklärungsprozess zwischen zwei Wesen, wie sie es in diesen Dingen um die Sinnlichkeit, um die Sexualität, um die Körperlichkeit miteinander halten wollen. Ein wunderschöner Prozess, wenn er stattfinden darf, wenn da jemand ist, der ihn sich zutraut, der bereit ist, gemeinsam zu lernen, vielleicht sogar Fehler zu begehen und auch daran wieder zu wachsen. Beziehung eben. (...)
Samuel Widmer, Artikel für Connection special zum Thema „Liebe heilt", 2009, http://archiv.connection.de/index.php/gesellschaft-oekologie/164-ehrbarerinzest

Nicht dass ich damit den Inzest gutheissen möchte, beileibe nicht, nein! Aber gerade das Tabu führt zum Übergriff. Das Tabu muss weg, damit ein Vater mit seiner Tochter, eine Mutter mit ihrem Sohn oder ganz allgemein ein Elternteil mit seinem Kind die wirklichen stimmigen Grenzen sorgfältig und in Liebe explorieren kann, ohne dass ein Teil dabei vergewaltigt wird.
Samuel Widmer, Von der unerlösten Liebe zwischen Vater und Tochter, ebd., S. 68

Samuel Widmer ging es immer darum zu zeigen, dass z. B. solche Begegnungen (wie die in der Badewanne) zwischen Vater und Tochter natürlich sind. Und vor allem betonte er stets, dass es wichtig ist, Themen, wie die in einer solchen Situation enthaltenen, zu enttabuisieren, die Auseinandersetzung damit normal werden zu lassen. Man muss darüber reden dürfen, zum Beispiel in der Elternschaft besprechen dürfen, was eine solche Situation in einem bewirkt, sich zusammen darüber beratschlagen, was der angemessene Umgang ist. (...) Es geht darum, sich dahin zu befreien, in solchen Situationen wahrnehmend zu bleiben, eben in diesem fragenden Forschergeist zu sein, in dem man sich nicht auf notdürftige Verhaltensregeln verlässt, sondern in jedem Moment neu herausfindet, was der angemessene Umgang damit ist. Meinen Sie nicht auch, das wäre der gesündere Umgang, der, der das Kind besser schützt?
Rahel Nicolet, Antwortschreiben an den Journalisten Hugo Stamm, ebd.

Die Inzestproblematik sieht folgendermassen aus: Entweder hat eine Grenzüberschreitung stattgefunden trotz dem allgegenwärtigen Inzesttabu, also nicht in Freiheit, oder es hat eine Zurückweisung wegen des Inzesttabus stattgefunden, was andere, aber häufig eben so schlimme Auswirkungen hat. Auch Letzteres geschieht natürlich aus Angst und in Unfreiheit. (...) Beides bewirkt gleichermassen, dass das Tabu weitergegeben wird (...).
Samuel Widmer, Die unerlöste Liebe zwischen Vater und Tochter, ebd., S.64

Nähe und Beziehung entstehen, wenn wir nahe sind mit den Grenzen, sie kennenlernen, nicht wenn wir sie auflösen oder vermeiden. Traumatisierende Abweisung geschieht, wenn wir die Grenzen nicht lebendig behalten und ständig beachten, wenn wir stattdessen in Gewohnheit verfallen, welche das Tabu immer begleitet. Wirklich problematische Grenzüberschreitung kann nur dort passieren, wo die Grenzen zuerst starr geworden und dann aus dem wachen Bewusstsein verschwunden sind.
Samuel Widmer, Das Inzesttabu, ebd., S. 70

Wovor wir Angst haben ist, dass wir nicht fähig sind, Grenzen aus Einsicht, und nicht, weil sie uns von einer Autorität, sei es die Autorität der Tradition, des Tabus oder einer Person, vorgeschrieben wurden, einzuhalten. Genau das haben wir aber zu lernen, (...) selbst herauszufinden, wo eine natürliche Grenze ist, die eingehalten werden muss, und wo keine ist.
Samuel Widmer, Von der unerlösten Liebe zwischen Vater und Tochter, ebd., S. 72

Es ist die Lebenskraft und das ist im Wesentlichen, im Ursprung die sexuelle Kraft, die schliesslich den moralischen, religiösen und anderen dogmatischen Strömungen immer wieder unterworfen wurde und wird. In unserer Angst vor ihrem Fluss, in unserer Angst mit diesem Strom einfach zu sein.
Samuel Widmer, Von der unerlösten Liebe zwischen Vater und Tochter, ebd., S. 97

Weibliche Genitalbeschneidung
Heute sind weltweit mehr als 200 Millionen Mädchen und Frauen von Genitalverstümmelung betroffen. Man geht davon aus, dass pro Jahr weitere drei Millionen Mädchen und Frauen genital verstümmelt werden. Unter anderem soll die Beschneidung die Libido der Frau verringern und sicherstellen, dass sie vor der Ehe keine sexuellen Beziehungen hat und ihrem Mann während der Ehe treu bleibt. Bis in die erste Hälfte des 20. Jahrhunderts wurden auch in Europa und den USA weibliche Genitalverstümmelungen praktiziert. Die Entfernung der Klitoris wurde als »Heilungsmethode« bei Masturbation, »lesbischen Neigungen« oder Hysterie aufgeführt.
Netzwerk gegen Mädchenbeschneidungen Schweiz

Die sexuelle Kraft ist in ihrer freien Bewegung in und zwischen uns Menschen völlig unterdrückt. Sie ist eingefangen in die Muster und Kanäle, welche die Ehrbarkeit ihr zugeordnet hat.
Samuel Widmer, Durchdrungen sein vom Du, basic editions, 2003, S. 288

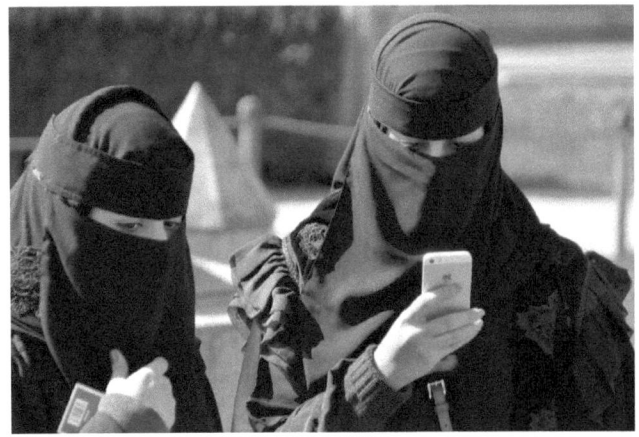

Gesetze in den U.S.A. heute

- Florida: Beim Sex ist ausschliesslich die Missionarsstellung erlaubt, Frauen müssen also immer unten liegen. Weiterhin ist es verboten, die Brüste einer Frau zu küssen und nackt zu duschen.
- Arkansas: In Little Rock wird Flirten in der Öffentlichkeit mit dreissig Tagen Gefängnis bestraft.
- North Carolina: Masturbation ist verboten. In anderen Staaten gibt es weitere ähnliche Gesetze.

Quelle: Focus online, focus.de

Das Leben wird sich immer mit Gewalt Bahn brechen, wo es daran gehindert wird, friedlich zu gedeihen, denn es ist eine gewaltige Kraft, die nicht unterdrückt, nicht ungestraft unterdrückt werden darf.

Samuel Widmer, Von der unerlösten Liebe zwischen Vater und Tochter, ebd., S. 100

- In den U.S.A. werden jährlich zwei Millionen Mädchen im Alter von 5 bis 15 Jahren verkauft oder zur Prostitution gezwungen (täglich 5500).

Quelle: UNRIC, regionales Informationszentrum der Vereinten Nationen für Westeuropa

- In Deutschland gehen jede Nacht 1,2 Millionen Männer zu Prostituierten.
- Weltweit werden schätzungsweise mindestens 20 % aller Frauen mindestens einmal im Leben sexuell missbraucht, in manchen Gegenden bis zu 67 %.

Quelle: Statistisches Bundesamt Deutschland

Jede fünfte Frau in der Schweiz hat mindestens einmal in ihrem Leben sexuelle Gewalt erfahren. 60 % aller Frau in der Schweiz haben sexuelle Belästigung erfahren.

Radio DRS, Echo der Zeit am 21.5.2019

Kein Gesetz wird je dieses Problem aus der Welt schaffen, keine äussere Ordnung. Es muss eine innere Ordnung gefunden werden, und die entsteht nur in der lebendigen Auseinandersetzung zwischen Menschen, zwischen Vätern und Töchtern, zwischen Müttern und Söhnen, zwischen Therapeuten und Klientinnen, zwischen Therapeutinnen und Klienten, zwischen Menschen und Menschen. Die Angst vor dieser lebendigen Auseinandersetzung ist der wirkliche Feind. Sie muss behoben werden.

Samuel Widmer, Von der unerlösten Liebe zwischen Vater und Tochter, ebd., S. 59

Wenn ich hier vom Inzesttabu rede, meine ich damit das Tabu gegenüber der Tatsache, dass wir mit unserer Sexualität ursprünglich machen können, was wir wollen, und dass es richtig ist, wenn wir es tun, auch wenn es sich dabei um zwei Menschen handelt, die zufälligerweise in die Rolle des Vaters und der Tochter bzw. in die Rolle des Therapeuten und der Klientin gedrängt sind. Um die Inzestproblematik ganz bewältigen zu können, müssen wir das Inzesttabu in uns aufheben und tief in diese Frage eindringen. Dabei wird die Sexualität wieder ursprünglich und ganz frei (...) und gleichzeitig lernen wir Grenzen zu respektieren, nicht zu überschreiten und keine Gewalt, auch nicht subtile (Verführung) anzuwenden, um Ziele zu erreichen, die nur einen Teil und nicht das Ganze berücksichtigen. Wir sind frei und lassen frei.

Samuel Widmer, Die unerlöste Liebe zwischen Vater und Tochter, ebd., S. 56

Die Sexualität ist in ihrem freien Ausdruck völlig unterdrückt. Den freien Fluss dieser Energie können wir uns in der Regel gar nicht mehr vorstellen: Wir kennen die Liebe nicht. Dies ist eine alte Entdeckung, auf die Sigmund Freud und Wilhelm Reich und andere so richtig als Erste aufmerksam gemacht haben. Wir vergessen dies oft oder halten es für überwunden. Tatsächlich gilt diese Tatsache unverändert nach wie vor.

Samuel Widmer, Durchdrungen sein vom Du, ebd., S. 288

Wovor fürchtet sich der ehrbare Therapeut (oder Vater), wenn er das Inzesttabu verteidigt und jeden, der es hinterfragt, angreift und verurteilt? Fürchtet er um die Patientinnen oder Töchter, will er Missbrauch verhindern? Wohl kaum! Er fürchtet sich vor sich selbst, vor seinen eigenen, missbraucherischen Tendenzen und Fantasien. Aber eigentlich, in der Tiefe, fürchtet er etwas anderes. Er fürchtet sich vor dem Moment, in dem er plötzlich einem anderen Menschen von Angesicht zu Angesicht gegenüber steht, ohne Regeln und ohne Maske, nicht wissend, was zu tun ist. Er fürchtet sich vor der Freiheit.

Kasia Weidenbach

10 % aller TherapeutInnen hatten schon einmal oder haben regelmässig sexuellen Kontakt mit ihren KlientInnen.

Quelle: Venzlaff, U., Foerster, K.: Psychiatrische Begutachtung, Sexuelle Grenzverletzungen im therapeutischen Rahmen, Urban & Fischer Verlag, 2009

Im Kontext der Phänomene der modernen Gesellschaft, gekoppelt mit einer Dienstleistungsorientierung ist eine zunehmende Versachlichung in der Sozialen Arbeit zu beobachten. Trotzdem – oder vielleicht gerade deswegen – werden in einer erschreckenden Häufigkeit sexuelle Übergriffe durch Berufstätige im Feld der helfenden und pädagogischen Berufe öffentlich. (...) Das Ausklammern von Anziehung und Erotik in der professionellen Beziehungsarbeit ist unprofessionell. Es führt zu Tabuisierung, wird dadurch unbewusst und gefährlich.

Christina Fehr, Sinnlichkeit und Soziale Arbeit in sozial aktuell

Natürlich ist der Missbrauch, sowohl der sexuelle Missbrauch von Kindern in Familien als auch derjenige von Klientinnen durch Therapeuten, ein grosses Problem, mit dem viel Not und Leid verbunden sind. Und es muss eine Lösung gefunden werden, Hilfen müssen geschaffen werden. Aber wie immer wird dies nicht möglich sein durch neue Gesetze und neue Tabus, durch Straffmassnahmen und Androhungen, sondern nur durch ein liebevolles Aufdecken des ganzen Problems und durch ein Verstehenwollen aller Beteiligten, also durch eine Aufhebung der Tabus und eine Befreiung der darunter verborgenen Lebensfreude und Lebenslust. Wenn wir nämlich in einer Therapie ein Inzestproblem bearbeiten, stellt sich immer wieder heraus, dass zwar das Aufdecken der Not, das Aufdecken des Problems, das Zulassen von Wut, Trauer, Schmerz und letztlich auch Scham unabdingbar notwendig sind, um den Heilungsprozess einzuleiten, dass die Heilung aber immer erst eintreten kann, wenn am Schluss die Lust und Freunde des Kindes am Vater und in der Übertragung des Klienten, der Klientin am Therapeuten, der Therapeutin wieder zugelassen werden kann.

Samuel Widmer, Das Inzesttabu, ebd., S. 75

Erinnerst du dich an die Sinnlichkeit mit deiner Mutter oder an deine Sehnsucht danach, damals, als du noch ein kleiner Junge warst?

Ein Tabu, Verbot oder Gebot kann eine Beziehung nicht regeln, im Gegenteil wird dies zu einer Blockierung der Beziehung führen. Es braucht immer eine lebendige Auseinandersetzung. Nur darin lässt sich die Wahrheit zwischen zwei Menschen ergründen.

Samuel Widmer, Des Kaisers Nacktheit – des Kaisers Dummheit, basic editions, 2003, S. 218

Auszug aus «Leidenschaft der Jugend – eine Autobiografie 1892-1922» von Wilhelm Reich

13. Januar: Es wird mir immer klarer, dass ich Annie Pink mit der Absicht analysiere, sie später für mich zu gewinnen ... Sie flieht die Männer, ich soll ihr zur Freilegung der Triebe verhelfen und gleichzeitig erstes Objekt werden. – Wie stell' ich mich dazu? Was habe ich zu tun? Analyse abbrechen? Nein, später keinen Verkehr! Aber sie, wenn sie`s so tut wie Lore und auf mich fixiert bleibt? – Übertragung anständig lösen! – Ja, ist Übertragung denn nicht Liebe, oder besser jede Liebe eine Übertragung?

Ein junger Mann in den Zwanzigern soll keine Patientinnen aufnehmen.

5. Oktober: Ich bin jetzt entschlossen, Annies Leib nicht zu lassen und den Kampf aufzunehmen. Annie, ich verzichte auf dich nicht! Wir wollen sehen: Eins wird einmal wahr werden:

1. Sie läuft mir davon.
2. Sie läuft mir davon und kommt zurück.
3. Sie bleibt.

Annie Pink wurde Wilhelm Reichs Frau, sie lebten und arbeiteten zusammen bis zu seinem Tod, danach führte sie die Arbeit weiter.

Das, was wirkt in der Psychotherapie, ist die Liebe; das, was wirkt, ist der Liebende im Therapeuten. Je mehr dieser hervortreten kann, sich offen zeigen kann, ganz entfaltet ist in ihm, desto ganzheitlicher ist seine Wirkung. Dies gilt nicht nur für die Psychotherapie. Es gilt für Beziehungen überhaupt, für`s Leben überhaupt.
Samuel Widmer. Ins Herz der Dinge lauschen, Nachtschatten Verlag 1989, S. 293

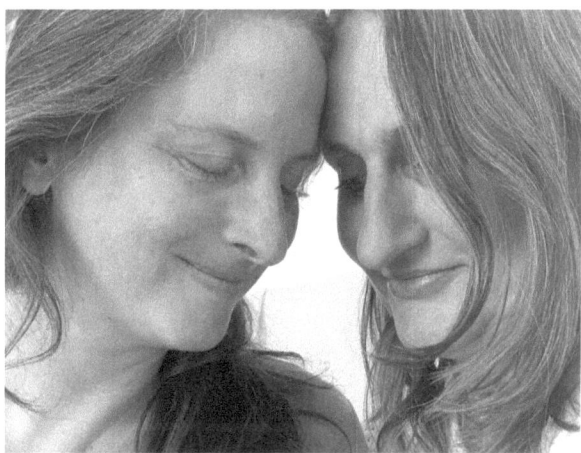

Das Inzesttabu begründet sich auf unserem Besitzdenken, dient mit dazu, Besitzverhältnisse zu regeln und uns Sicherheit in Beziehungen zu gewährleisten. Dass wir unsere Beziehungen zu unseren Mitmenschen, zu unseren Partnern und Kindern wie Besitztümer betrachten, behandeln und verteidigen, ist das wirkliche Problem, welches beseitigt werden muss.
Samuel Widmer, Von der unerlösten Liebe zwischen Vater und Tochter, ebd., S. 65

Eifersucht ist das weltweit häufigste Motiv für Mord.
Jutta Hitzhuber, Kriminalhauptkommissarin i.R.

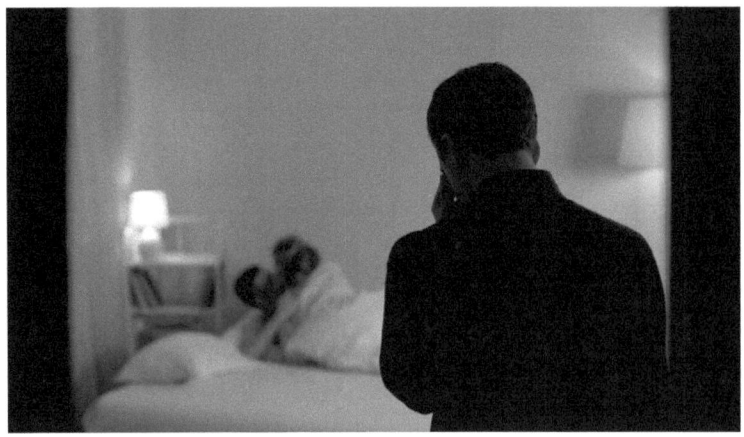

Meistens bekämpfen wir die Beziehungen der anderen, weil wir nicht alleine sein wollen, nicht verlassen sein wollen. Dieser Prozess kann zu einem Ende kommen, und wir finden uns dann in der Lage, die Beziehungen der anderen zu beschützen, statt sie zu bekämpfen. Die Bereitschaft, sich für ein Sein zu dritt zu öffnen, ist Grundlage für das Sein mit dem Ganzen (...).
Samuel Widmer, Das Inzesttabu, ebd.

Die Autonomie des Individuums – ob von Frau oder Mann – gilt den Moso als heilig (...). Ein Treueschwur gilt als unangemessen als der Versuch eines Handels, als Feilschen. Offene Eifersucht empfinden die Moso als Aggression, da sie die geheiligte Autonomie eines anderen Menschen untergräbt – sie bereitet Schande und wird mit Spott bedacht. (...) Mit der respektvollen Gelassenheit der Moso geht eine nahezu vollkommene sexuelle Freiheit und Autonomie einher, sowohl der Männer als auch der Frauen.
Christopher Ryan & Cacilda Jetha, Sex – Die wahre Geschichte, Klett-Cotta Verlag, 2015

DIE DREIECKSPROBLEMATIK: UNSER ZENTRALES PROBLEM?

In meinem persönlichen Leben und in meiner Arbeit als Therapeut bin ich immer mehr zur Einsicht gelangt, dass die ungelöste Dreiecksproblematik zwischen uns Menschen ein ganz zentrales Problem bildet, meiner Meinung nach DAS zentrale Problem überhaupt, an dem unsere Gesellschaft, unser Zusammenleben, wir selbst kranken und dem wir trotzdem hartnäckig aus dem Weg gehen, obwohl wir spätestens seit Freud wissen, dass die missglückte Lösung der ödipalen Situation in unserer Kindheit verantwortlich ist für einen grossen Teil des persönlichen und kollektiven neurotischen Leids.
Samuel Widmer, Von der unerlösten Liebe zwischen Vater und Tochter, ebd., S. 53

Treue, wie sie gemeinhin definiert wird, ist gar keine Treue, sondern beinhaltet im Gegenteil Treulosigkeit gegenüber dem Wesentlichen. Solche Treue versucht, eine Sicherheit in Beziehungen zu

schaffen, die es gar nicht gibt, Sicherheit vor der Lebendigkeit des Lebendigen, Schutz vor der Wandlung des Lebendigen. Die übliche Treue ist nichts anderes als ein Schutzbündnis, um die Angst vor der Unsicherheit, die allem Leben anhaftet, zu bannen und um schwierige Gefühle wie zum Beispiel das Verlassensein zu verhindern.
Samuel Widmer, Das Inzesttabu, ebd., S. 92

Wenn du ganz ehrlich in dich hinein spürst, ohne Angst vor Konsequenzen – mit wem würdest du heute am liebsten die Nacht verbringen? Erzählst du das deinem Partner, deiner Partnerin?

Unter Dreiecksproblematik verstehe ich unsere allgemeine Unfähigkeit, uns auf mehrere Menschen auf allen Ebenen, den ganzen Lebensprozess betreffend einzulassen, unser Unvermögen, ganz offen und ehrlich zu dritt und damit in Gruppen zu leben, ohne Solidarisierung, ohne Ausgrenzung, ohne Abspaltung und Projektion und ohne Verzicht auf die Freiheit, authentisch zu sein.
Samuel Widmer, Von der unerlösten Liebe zwischen Vater und Tochter, ebd., S. 54

Wir haben hier einen Problemkreis, an dem unsere Gesellschaft zugrunde zu gehen droht und den wir in Zukunft zu lösen haben werden, wenn wir dies verhindern wollen. Er ist der Kernpunkt im ewigen Krieg zwischen Mann und Frau, in allen Gruppenkonflikten und allen Kriegen, nämlich dass wir unfähig sind, uns zu öffnen für ein ungeteiltes, ganzes Beziehungsfeld, in dem wir uns nicht voneinander, Gruppen von Gruppen, Paare von Paaren, Menschen von Menschen absondern, sondern miteinander leben und niemanden ausschliessen (...).
Samuel Widmer, Von der unerlösten Liebe zwischen Vater und Tochter, ebd., S. 53

Irgendwann werden Menschen wirklich glücklicher sein – nicht wenn sie Krebs heilen oder auf den Mars fliegen oder Rassenvorurteile überwinden oder wenn der Eriesee wieder sauber ist, sondern wenn sie es schaffen, wieder in ursprünglichen Gemeinschaften zu leben. Das ist mein Utopia.
Kurt Vonnegut, 1922-2007, US-amerikanischer Schriftsteller

Die Anthropologen William und Jean Crocker besuchten und studierten während mehr als drei Jahrzehnten die im brasilianischen Amazonasgebiet lebenden Canola. Wie sie berichten, galten Grosszügigkeit und Teilhabe (...) als Ideal, Missgunst und Eigennutzen dagegen als gesellschaftliches Übel. Achtung erlangte, wer seine Besitztümer teilte, und so war es auch nur konsequent, den eigenen Körper zu teilen. Über die eigenen Besitztümer und sich selbst bestimmen zu wollen, wurde als eine Form von Geiz angesehen."
Christopher Ryan & Cacilda Jetha, Sex – Die wahre Geschichte, ebd.

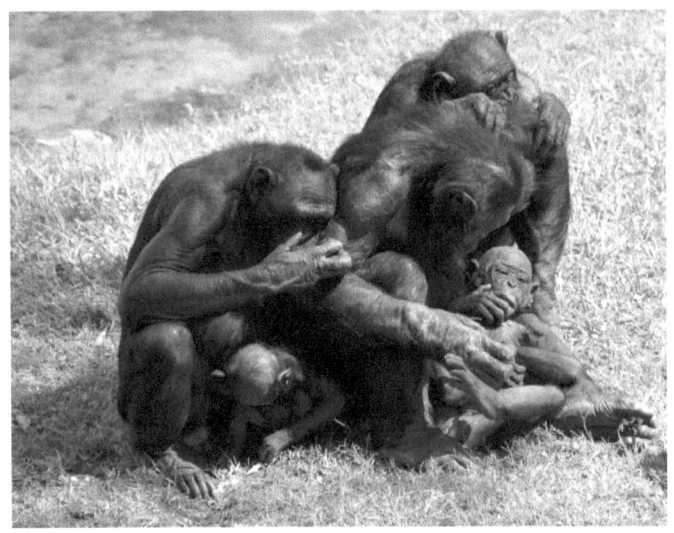

Bonobofamilie, *Quelle: shutterstock.com*

Das menschliche Sexualverhalten gleicht dem der Bonobos mehr als irgendeiner anderen Art und unsere DNA unterscheidet sich nur zu ungefähr 1,6 % von der DNA der Bonobos. Sie stehen uns also näher als ein indischer Elefant einem afrikanischen. Bonobos sind ausgesprochen sozial und kooperativ. Sie haben ein starkes Zusammengehörigkeitsgefühl und eine äusserst geringe Aggressionsbereitschaft. Über ihre ausgeprägte und freizügige Sexualität reduzieren und lösen sie Konflikte, wecken die Bereitschaft zum Teilen, bekräftigen Freundschaften und schaffen Verbindung zu anderen Gruppen. Die Jungen geniessen dadurch mehr Geborgenheit und Sicherheit.
Christopher Ryan & Cacilda Jetha, Sex – Die wahre Geschichte, ebd.

Ich versuche mir manchmal vorzustellen, wie die Dinge gelaufen wären, hätten wir zuerst den Bonobo und später – oder überhaupt nicht – den Schimpansen kennengelernt. Die Diskussion über die Evolution des Menschen würde sich nicht so sehr um Gewalt, Krieg und männliche Dominanz, sondern vielmehr um Sexualität, Empathie, Fürsorge und Kooperation drehen.
Frans de Waal, Sex – Die Wahre Geschichte, ebd.

Eine wirkliche Auflösung der Beziehungsmuster, sei es des familiären, des therapeutischen oder eines anderen, würde ungeheure Energien freisetzen und damit eine unvorstellbare, paradiesische Realität wahr werden lassen, welche im Moment nur Utopie sein kann, welche aber eigentlich die „wirkliche" Wirklichkeit ist.
Samuel Widmer, Von der unerlösten Liebe zwischen Vater und Tochter, ebd., S. 73

Es gibt drei Quellen von Leid: Die Übermacht der Natur, die Hinfälligkeit unseres eigenen Körpers und die Unzulänglichkeiten der Einrichtungen, welche die Beziehungen der Menschen in Familie, Staat und Gesellschaft regeln. Die beiden ersten Leidensquellen erkennen wir an – wir werden sie nie vollkommen beherrschen. Aber wir können nicht einsehen, warum die von uns geschaffenen Einrichtungen nicht vielmehr Schutz und Wohltat für uns alle sein sollten. Allerdings, wenn wir bedenken, wie schlecht uns gerade dieses Stück Leidverhütung gelungen ist, erwacht der Verdacht, es könnte auch hier ein Stück der unbesiegbaren Natur dahinterstecken, diesmal unserer eigenen psychischen Beschaffenheit.

nach Sigmund Freud, Das Ungehagen in der Kultur, nachzulesen in: Signaturen Magazin, http://signaturen-magazin.de/sigmund-freud--das-unbehagen-in-der-kultur,-3.html

Nur die radikale Befreiung der Lebensfreude und der Lebenslust zwischen allen Menschen, also auch zwischen Eltern und Kindern, löst das Problem, und in dieser Befreiung ist es dann auch möglich, einen richtigen Umgang damit zu finden, einen stimmigen, der aber nicht in eine Norm gepackt werden kann.

Samuel Widmer, Von der unerlösten Liebe zwischen Vater und Tochter, ebd., S. 60

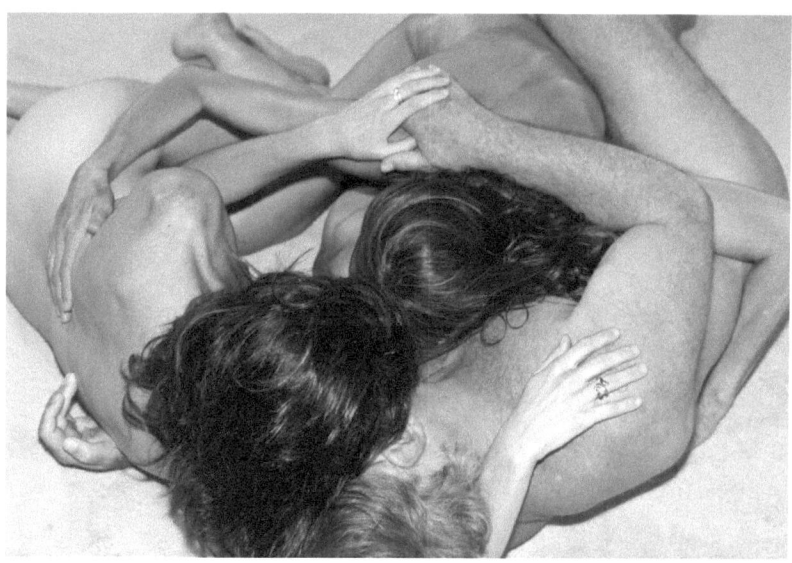

Drei Liebende, Fotografie von Christoph Hofer

„ (...) Und die Auflösung liegt immer wieder in der Verbindung des Weges des Verzichts mit dem Weg der Erfüllung. Nicht nehmen, was nicht die Liebe schenken will, darin diszipliniert und unkorrumpierbar sein, und gleichzeitig leben lassen, was in der Liebe blühen will, darin nicht Besitz ergreifend, nicht eifersüchtig, kontrollierend, darin gemeinschaftsfähig sein.“
Celia in «Celias Garten» von Paul Nicolet alias Samuel Widmer, basic editions, 2006